**Aspekte zahnärztlicher
Leistungsbewertung aus
arbeitswissenschaftlicher Sicht**

Materialienreihe
Band 7

M. Essmat/W. Micheelis/G. Rennenberg

Aspekte zahnärztlicher Leistungsbewertung aus arbeitswissenschaftlicher Sicht

Zusammenfassung empirischer Studien 1982–1986

Herausgeber:
Institut der Deutschen Zahnärzte (IDZ)
in Trägerschaft von
Bundesverband der Deutschen Zahnärzte e.V. — Bundeszahnärztekammer —
Kassenzahnärztliche Bundesvereinigung — Körperschaft des öffentl. Rechts —
5000 Köln 41, Universitätsstraße 71–73

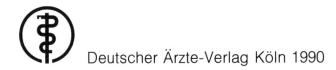

Deutscher Ärzte-Verlag Köln 1990

Autoren:

Dipl.-Ing. M. Essmat
Abteilungsleiter
Arbeitswissenschaftliches Forschungsinstitut
Berlin

Dr. Dipl.-Sozw. W. Micheelis
Wissenschaftlicher Referatsleiter
Institut der Deutschen Zahnärzte
Köln

Dr. med. dent. G. Rennenberg
Niedergelassener Zahnarzt
Berlin

Redaktion:
Institut der Deutschen Zahnärzte, Köln
Dr. W. Micheelis

ISBN 3-7691-7819-X

Das Werk ist urheberrechtlich geschützt. Jede Verwertung in anderen als den gesetzlich zugelassenen Fällen bedarf deshalb der vorherigen schriftlichen Genehmigung des Verlages.

Copyright © by Deutscher Ärzte-Verlag GmbH, Köln 1990

Gesamtherstellung: Deutscher Ärzte-Verlag GmbH, Köln

Inhaltsverzeichnis

Vorwort des Herausgebers 7

Dankadresse 9

1 Themadarstellung 11
1.1 Projektgeschichte 11
1.2 Das methodische Konzept 12
1.2.1 „Theorieorientiertes" Erkenntnisinteresse 12
1.2.2 „Praxisorientiertes" Erkenntnisinteresse 12

2 Arbeitswissenschaftlicher Ansatz 14

3 Meßmethoden 18
3.1 Zeitmessung 18
3.2 Physiologische Pulsmessung 20
3.3 Psychologische Beanspruchungsmessung 25
3.4 Das Verknüpfungsmodell 31

4 Auswahl der Leistungspositionen 34
4.1 Konservierender, chirurgischer und prothetischer Bereich 34
4.2 Parodontologie und Individualprophylaxe 40
4.3 Therapieschrittlisten 43

5 Auswahl der Zahnärzte 52
5.1 Für den Bereich konservierende Zahnheilkunde, Chirurgie und Prothetik 52
5.2 Für den Bereich Parodontologie und Individualprophylaxe 55

6 Die empirischen Erhebungen 57

7	**Auswertung**	60
7.1	Verknüpfung der Daten	60
7.2	Berechnung des Leistungsbewertungsindex L_{50}	62
8	**Schlußfolgerungen**	68
9	**Verzeichnis der Abbildungen**	70
10	**Anhang**	72
11	**Literaturverzeichnis**	81

Vorwort des Herausgebers

Mit der Publikation „Aspekte zahnärztlicher Leistungsbewertung aus arbeitswissenschaftlicher Sicht — Zusammenfassung empirischer Studien 1982—1986" legt das Institut der Deutschen Zahnärzte (IDZ) einer größeren Öffentlichkeit das Ergebnis einer umfangreichen Forschungsarbeit vor, das die Verbandsforschungsaktivitäten der deutschen Zahnärzteschaft in einem besonderen Maße beschäftigt hat. Mit der Vorlage dieser IDZ-Materialie wird — so läßt sich wohl ohne Übertreibung sagen — gleichsam ein zentraler Forschungsschwerpunkt der Institutsaktivitäten insgesamt dokumentiert.

Bereits im Jahre 1981, also gut ein Jahr nach Gründung des damaligen Forschungsinstitutes für die zahnärztliche Versorgung (FZV) — seit 1.1. 1987 im Institut der Deutschen Zahnärzte (IDZ) aufgegangen —, waren die arbeitswissenschaftlichen Studien durch Beschlüsse der zuständigen Gremien auf Instituts- und KZBV-Ebene projektpolitisch vorbereitet worden. Bundeszahnärztekammer und der Freie Verband Deutscher Zahnärzte unterstützten ebenfalls dieses große Projektvorhaben. Im Jahre 1982 wurden dann die konzeptionellen Vorbereitungen und theoretischen Vorstudien im FZV in Angriff genommen und von diesem Zeitpunkt an in wissenschaftlicher Zusammenarbeit mit dem Arbeitswissenschaftlichen Forschungsinstitut Berlin (awfi) in verschiedenen empirischen Einzelerhebungen umgesetzt. Erst im Jahre 1986 fand diese Kette von Einzelstudien zu verschiedenen zahnärztlichen Leistungsbereichen ihren vorläufigen Abschluß.

Thematisch gründet der hier vorgelegte Forschungsbericht in der Überzeugung, daß es mit wissenschaftlichen Methoden möglich ist, einen empirisch soliden Zugang zu Fragen der zahnärztlichen Leistungsbewertung zu gewinnen und daß eine Rationalität fixiert werden kann, auf die sich eine Bewertungssystematik zahnärztlicher Dienstleistungen abstützen kann. Der hier vorgestellte Forschungsweg erlaubt einen systematischen und — wie wir meinen — fundierten Einstieg in die Problematik von Bewertungsrelationen in einem zahnärztlichen Gebührenordnungssystem.

Aus einem projektpolitischen Blickwinkel heraus betrachtet ist diese arbeitswissenschaftlich ausgerichtete Studienserie — nolens volens — auch als eine Art Gegengewicht zu einem Forschungsauftrag zu sehen, den das Bundesministerium für Arbeit und Sozialforschung im Jahre 1981 an das Institut for funktionsanalyse og hospitalprojektering k/s, Kopenhagen (der Öffentlichkeit wohl besser als „Dänen-Institut" bekannt), vergeben hatte. Nach dem Text der damaligen Ausschreibung des BMA sollte mit dem Forschungsvorhaben ein Instrumentarium entwickelt werden, „das eine systematische Überprüfung der in der Gebührenordnung für Zahnärzte enthaltenen Leistungen auf gleichgewichtige Bewertung erlaubt. Anschließend ist mit dieser Methode der einheitliche Bewertungsmaßstab für zahnärztliche Leistungen (BEMA) zu analysieren" (so wörtlich der Ausschreibungstext). Der zwischenzeitlich dazu vorgelegte Forschungsbericht (vgl. Schriftreihe des BMA/Gesundheitsforschung Nr. 113) stellte einseitig den Parameter des Zeitaufwandes für die Relationsanalyse zahnärztlicher Leistungspositionen in den Mittelpunkt der Darstellung; dies führte zu einer verkürzten, zum Teil sogar falschen Problemdarstellung und -interpretation in der sozialpolitischen Öffentlichkeit.

Die IDZ-Materialie „Aspekte zahnärztlicher Leistungsbewertung aus arbeitswissenschaftlicher Sicht — Zusammenfassung empirischer Studien 1982–1986" von Essmat, Micheelis und Rennenberg entwickelt demgegenüber einen Ansatz, bei dem zur Analyse des zahnärztlichen Leistungsgeschehens sowohl auf das Merkmal des Zeitaufwandes (= **Beanspruchungsdauer**) als auch auf das Merkmal der Arbeitsintensität (= **Beanspruchungshöhe**) abgestellt wird. Ein ausschließliches Verständnis der zahnärztlichen Arbeitswirklichkeit unter dem Aspekt des Zeitaufwandes führt zu einer sehr eindimensionalen Betrachtungsweise, die der Komplexität der realen Bedingungen des Leistungsgeschehens nicht gerecht wird: **Eine zahnärztliche Arbeitsbewertung im Stoppuhrverfahren bleibt insuffizient.** Die Charakteristika eines akademischen Berufes wie dem des Zahnarztes erfordern den Einbezug geistig-mentaler Anforderungen bei der Leistungserbringung; darüber hinaus ist die zahnärztliche Berufsausübung mit teilweise beachtlichen körperlichen Belastungen (Stichwort: Arbeitshaltungen) verbunden, insofern ist auch ein Einbezug geeigneter physiologischer Parameter geboten.

Die vorliegende IDZ-Publikation möchte in dieser gerade angedeuteten Richtung — multidimensionale Erfassung des zahnärztlichen Leistungsgeschehens — ein Fundament schaffen. Sie ist selbstkritisch genug angelegt, um nicht noch ungelöste Einzelfragen bei der meßtechnischen Operationalisierung zu übergehen, die Studienserie zeigt aber auch, daß es arbeitswissenschaftlich ergiebig ist, sich dieser Bewertungskomplexität zu stellen. Der Herausgeber verbindet mit der Veröffentlichung die Hoffnung, das Problembewußtsein und die Informationsbasis all derer, die sich mit Bewertungsfragen zahnärztlicher Leistungen zu beschäftigen haben, zu erweitern.

Dem Arbeitswissenschaftlichen Forschungsinstitut Berlin (AWFI), mit dem über mehrere Jahre vertrauensvoll und kreativ zusammengearbeitet wurde, gebührt auch an dieser Stelle der ausdrückliche Dank des Herausgebers. Nicht zuletzt ist aber auch allen Zahnärzten herzlich zu danken, die durch ihre engagierte Mitarbeit bei den Praxismessungen den Einblick in die Arbeitswirklichkeit überhaupt erst ermöglicht haben.

Dr. B. Tiemann
Geschäftsführender Direktor des
Instituts der Deutschen Zahnärzte   Köln, im Februar 1990

Dankadresse

Es ist den Autoren ein Anliegen, den Herren

        ZA H.H. Bieg
        Dr. P. Boehme
        Dr. W. Drosner
        Dr. G. Ebenbeck
        Dr. H. Frank
        Dr. N. Grosse
        Dr. E. Jacobi
        Dr. W. Osing
        Dr. D.-W. Timmermann

von der internen projektbegleitenden Arbeitsgruppe, den Herrn Dr.-Ing. H.-J. Krankenhagen, Herrn Dipl.-Psych. H. Möller, Herrn Dr. J.K. Triebe (alle AWFI) und Herrn Dr. R. Herber (FZV) herzlich für ihre vielfältigen und kritischen Anregungen zu danken, die erst die vorgelegte Projektdokumentation ermöglicht haben.

Herrn Christian Senft vom AWFI gebührt ebenso unser Dank für die mühevolle redaktionelle Bearbeitung und Komprimierung der verschiedenen unveröffentlichten Forschungsberichte zu der gesamten Studienserie.

Last but not least möchten wir uns in diesem Zusammenhang bei Frau D. Fink (FZV/IDZ) für ihre vielen organisatorischen und technischen Arbeiten bedanken, ohne deren engagierte und zuverlässige Erledigung die gesamte Projektdurchführung nicht möglich gewesen wäre.

M. Essmat, W. Micheelis, G. Rennenberg

1 Themadarstellung

1.1 Projektgeschichte

Die Diskussion in der Bundesrepublik Deutschland um die Wirtschaftlichkeit im Gesundheitswesen hat auch die Frage nach der Bezahlbarkeit der ärztlichen Leistungen gestellt. Für die zahnärztliche Versorgung wurde in der Öffentlichkeit die Frage aufgeworfen, inwieweit die von Zahnärzten erbrachten Leistungen adäquat zu der Beanspruchung vergütet werden.[1]

Wohl wird diese Diskussion häufig sehr einseitig unter dem Moment der Kostensenkung und der von mancher politischen Seite gewollten Abschmelzung zahnärztlicher Einkommen gesehen. Andererseits ergab sich bei der grundsätzlichen Diskussion aber auch die Möglichkeit, die in den Bewertungsmaßstäben für Zahnärzte fixierten Verrechnungssätze für die zahnärztliche Leistungserbringung auf ihre Relationen zu überprüfen. Es stellt sich also die Frage nach der Leistungssystematik.

Dieses Forschungsziel stand im Mittelpunkt mehrerer Projekte, die das Institut der deutschen Zahnärzte (IDZ) — bzw. sein Rechtsvorgänger, das Forschungsinstitut für die zahnärztliche Versorgung (FZV) — in Zusammenarbeit mit dem arbeitswissenschaftlichen Forschungsinstitut Berlin (AWFI) in den Jahren 1982 bis 1986 durchgeführt hat. Für ausgewählte zahnärztliche Leistungen wurden empirische Messungen bei voneinander unabhängigen Stichproben **niedergelassener Zahnärzte** durchgeführt, deren Ziel es war, systematisches Datenmaterial zur Fragestellung des wertmäßigen Verhältnisses der untersuchten Leistungspositionen zueinander zur Verfügung zu stellen. D. h. es wurde eine Methode entwickelt, die es erlaubt, die einzelnen zahnärztlichen Leistungen **gleichgewichtig zu bewerten, ohne das absolute Bewertungsniveau der zahnärztlichen Leistungen zu beeinflussen.** Zielgedanke war also eine interne Umverteilung, Verteilungsparameter wie Punktesumme und Mittelwert blieben konstant. Diese Vorgehensweise wurde, in Anlehnung an einen entscheidungstheoretischen Terminus, als „Nullsummenspiel" bezeichnet.[2]

---

[1] vgl. Herber, R.: Auf der Suche nach neuen Methoden der Bewertung, Zahnärztliche Mitteilungen 9, 1981
[2] vgl. z.B. Coombs, C.H., Dawes, R.M. & Tversky, A.: Mathematische Psychologie, 1975, S. 242ff.

Im Zuge dieser Erhebungsserie wurden wesentliche Teile des konservierend-chirurgischen und des prothetischen Bereichs des einheitlichen Bewertungsmaßstabes für Zahnärzte (BEMA) sowie parodontologische und individualprophylaktische Leistungen empirisch vermessen und einer arbeitswissenschaftlichen Analyse zugeführt.

1.2 Das methodische Konzept

Prinzipiell läßt sich die Entwicklung eines gleichgewichtigen Bewertungsmodells auf unterschiedliche Weise erreichen. Hierzu waren bestimmte Vorentscheidungen notwendig, damit die Entwicklung des methodischen Designs zieladäquat realisiert werden konnte. Die Methodenauswahl mußte sich dabei den spezifischen Erkenntniszielen unterordnen.[3]) Diese Fragen wurden insbesondere für die Möglichkeiten der Bewertungsanalyse eingehend diskutiert, wobei sich die beiden folgenden Schwerpunkte als prinzipielle Ansätze herauskristallisierten (s. Abb. 1):

1.2.1 „Theorieorientiertes" Erkenntnisinteresse
Bei den empirischen Messungen findet eine Orientierung an theoretisch-zahnmedizinischen Kriterien statt, derentsprechend die Auswahl der Zahnarztpraxen bestimmt wird. Die Idee wäre also, die auszuwählende Zahnarztstichprobe nach **theoretisch** vorgegebenen zahnmedizinischen Standards arbeiten zu lassen und auf der Basis des so geschaffenen Arbeitsniveaus die Messungen durchzuführen. Im Mittelpunkt des Interesses würde also eine Soll-Normierung des zahnärztlichen Arbeitens auf vorgegebene Leistungskriterien stehen.

1.2.2 „Praxisorientiertes" Erkenntnisinteresse
Die Grundidee dieser Auffassung besteht darin, eine Orientierung an der **Alltagswirklichkeit** des Zahnarztes vorzunehmen, mit der ausdrücklichen Akzeptanz einer Vielfalt von persönlichen Arbeitsstilen und einer ausdrücklichen Duldung interpersoneller Güteunterschiede bei der Leistungserbringung.

Obwohl grundsätzlich beide Forschungsinteressen ihre Berechtigung haben, war unter dem Gesichtspunkt des Projektaufbaues zu entscheiden, welchem von beiden Erkenntnisansätzen der Vorzug gegeben werden sollte:

---

[3]) vgl. Atteslander, P.: Methoden der empirischen Sozialforschung, 4. Auflage, Berlin/New York, 1975

```
Grundproblem:        Auswahl des methodischen Designs unmittelbar
                     mit grundlegenden Erkenntniszielen verknüpft

     Alternative I ("theorieorientiert")

          O   Orientierung an zahnmedizinisch-wissenschaftlichen Kriterien
          O   kontrollierte Laboratoriumsversuche
          O   ständige Güteüberprüfung (Soll-Normierung)

     Alternative II ("praxisorientiert")

          O   Orientierung an Alltagswirklichkeit niedergelassener Zahnärzte
          O   Vielfalt faktischer Arbeitsstile
          O   Duldung interpersoneller Güteunterschiede
```

Abb. 1: Konkretisierung des Forschungsziels

— Orientierung an der Arbeitswirklichkeit, Duldung der Vielfalt praktischer Arbeitsstile und auch Akzeptanz möglicher Differenzen in der Güte des Arbeitens einerseits oder

— Orientierung an theoretisch-medizinischen Kriterien und Soll-Normierung der Arbeitsstile unter kontrollierten Versuchsbedingungen andererseits.

Es wurde entschieden, im Rahmen des gesamten Forschungsvorhabens einer „praxisorientierten" Konzeption den Vorzug zu geben, um auf diesem Wege Aspekte der realen Versorgungsbedingungen (unter denen sich das zahnärztliche Arbeiten de facto vollzieht!) erfassen und abbilden zu können.

In der ersten Phase dieser Projekte im Jahre 1982 wurde eine Pilotstudie im Sinne eines Pretests durchgeführt. In dieser Phase wurde das methodische Instrumentarium zur Analyse der Bewertungsrelationen zahnärztlicher Dienstleistungen entwickelt und auf seine Praktikabilität und Problemadäquanz überprüft. Im Mittelpunkt der Pilotstudie stand also die Testung der generellen Leistungsfähigkeit der erarbeiteten Methodeninstrumente und nicht schon das breite Erfassen empirischer Datenverteilungsmuster.

2 Arbeitswissenschaftlicher Ansatz

Die Analyse der Bewertungsrelationen zahnärztlicher Dienstleistungen erfordert die Untersuchung der einzelnen Leistungspositionen, um sie **metrisch qualifizieren** zu können. Im Rahmen dieser Studien fand eine Orientierung an den Methoden der Arbeitsbewertung als Teildisziplin der Arbeitswissenschaft statt. „Jede Tätigkeit eines Menschen, sei es in Industrie, Handwerk oder Verwaltung ... kann als ein konkretes zweckgerichtetes Arbeitssystem aufgefaßt werden, aus dessen allgemeiner Beschreibung sich Ansätze zur Objektivierung relativer Unterschiede der Arbeitstätigkeiten des Menschen ergeben. Das Arbeitssystem kann als Modell zwischen dem arbeitenden Menschen und seiner Arbeitsaufgabe aufgefaßt werden. Aus zumindest diesen beiden Elementen ... besteht das Grundmodell menschlicher Arbeit"[4]). Die konzeptionellen Überlegungen basieren auf der arbeitswissenschaftlichen Erkenntnis, daß **Zeitdauer** und **Schwierigkeitsgrad** der jeweiligen Tätigkeit die Grundlage für eine problemgerechte Bestimmung der einzelnen, jeweiligen Tätigkeiten (hier: Leistungspositionen) ist.[5])

Indikator dafür ist die (meßbare) Beanspruchung des Leistungserbringers. Dem liegt die Einsicht zugrunde, daß physische und psychische Belastungen aus der Arbeitsumwelt des Individuums im Menschen auf autonome (= selbstgesetzte) Prozesse stoßen und so zu physischer und psychischer Beanspruchung führen. Belastungen sind also die an den Menschen gerichteten Anforderungen, während die Beanspruchung die Reaktion des Menschen auf die Belastung ist, die je nach Leistungsfähigkeit unterschiedlich ausfällt. So zeigt sich, „daß Beanspruchungen nicht nur die Wirkungen und Folgen von verursachenden Belastungen sind. Vielmehr sind die Beanspruchungen darüber hinaus zusätzlich auch individuell geprägt: Unterschiedliche individuelle Voraussetzungen bewirken unterschiedliche Belastungsauswirkungen. Daraus folgt, daß die vom Individuum abhängige Beanspruchung subjektiv ist..."[6]). Es galt also zu untersuchen, welche Beanspruchungen durch die spezifizierten Belastungsfaktoren (= die einzelnen Leistungspositionen) hervorgerufen werden.

Zu den Belastungen durch die vom Zahnarzt zu erbringenden Leistungen[7]) kommen vielfältige Umfeldbedingungen, die ebenfalls Berücksichtigung fin-

---

[4]) Rohmert, W.: Formen menschlicher Arbeit, in: Praktische Arbeitsphysiologie, S. 7, Hrsg.: Rohmert, W. und Rutenfranz, J., Stuttgart, 1983
[5]) vgl. Rohmert, W.: in: ebenda, S. 8
[6]) Rohmert, W.: in ebenda, S. 9
[7]) vgl. z. B. Schön, F. & Kimmel, K.: Ergonomie in der zahnärztlichen Praxis, Berlin 1972, ferner Rohmert, W., Mainzer, J. & Zipp, P.: Der Zahnarzt im Blickfeld der Ergonomie, Köln 1988

den müssen, da die Belastungsmessungen, wie schon hervorgehoben, nicht unter Laborbedingungen, sondern im Feld, d.h. in den Praxen selbst durchgeführt wurden.[8]

Bei der Untersuchung mußten also grundsätzlich drei Elemente beachtet werden:

— die einzelnen **Leistungspositionen** als spezifizierte Belastungsfaktoren

— die determinierenden **Umfeldbedingungen,** unter denen die Leistung erbracht wird, und

— die aus den spezifizierten Belastungsfaktoren resultierende **Beanspruchung.**

Die spezifizierten Belastungsfaktoren bestanden aus ausgewählten Leistungspositionen zahnärztlicher Gebührenordnungssysteme bzw. entsprechender Systementwürfe, die für die untersuchten Gebiete, Prophylaxe, konservierende Zahnheilkunde, Chirurgie, Parodontologie und Prothetik weitgehend repräsentativen Charakter haben.

Determinierende Umfeldbedingungen sind u.a. personelle und instrumentelle Praxisausstattungen, Merkmale der Praxisorganisation und fachlicher Ausbildungsgrad bzw. Umfang der Berufserfahrung.

Die Beanspruchung setzt sich zusammen aus deren **Zeitdauer** und **Höhe.** Die Erfassung nur einer dieser beiden Größen muß zu falschen Ergebnissen führen, wenn die vernachlässigte Größe variiert. Eine reine Zeiterfassung ist demnach zur zulässig, wenn sich das Ausmaß der Beanspruchung permanent auf dem gleichen Niveau befindet. Entsprechendes gilt für die ausschließliche Erfassung der Belastungshöhe. Dies wäre nur dann gerechtfertigt, wenn alle Belastungspositionen die gleiche Dauer umfaßten.

Die Höhe der Beanspruchung zerfällt darüber hinaus in die **Aspekte der psychischen und physischen Beanspruchung.** Die psychische Beanspruchung erlangt bei einem hohen Maß an intellektuell-kognitiver Leistung, wie es für einen akademischen Berufsstand charakteristisch ist, besonderes Gewicht. Bei überwiegend manueller Tätigkeit gewinnt dagegen der Aspekt der physischen Beanspruchung zunehmend an Bedeutung.[9]

---

[8] vgl. Kastenbauer, J.: Zahnarzt — ein Risikoberuf?, Berufsbedingte physische und psychische Belastungsfaktoren, Berlin, 1987
[9] vgl. Rohmert, W.: Das Belastungs-Beanspruchungskonzept, in: Z. f. Arbeitswissenschaft, 38 (10NF), 1984/4, S. 193—200

Während man früher auftretende, körperlich meßbare Beanspruchungs- oder Streßreaktionen — „Streß" im weitesten Sinne des Wortes — in direkter Abhängigkeit zur Stärke exogener Reize zu erklären versuchte, zeigen neuere Ansätze und Untersuchungen aus der Streßforschung[10] die große Bedeutung subjektiver Wahrnehmungs- und Beurteilungsprozesse für das gesamte Beanspruchungs- oder Streßgeschehen. Beanspruchungsreaktionen treten nicht nur in Abhängigkeit der Intensität und Frequenz äußerer Anforderungen auf, sondern sind auch im wesentlichen abhängig von **intrapsychischen Bewertungsprozessen,** die eine Situation duch eine Person erfährt. Subjektive Situationsbewertungen entscheiden also im starken Maße darüber, wie eine Anforderung empfunden wird und mit welchem Bewältigungsmuster der Situation begegnet wird.

Für die Analyse von Beanspruchungsprozessen im zahnärztlichen Arbeitssystem[11] ist es deshalb erforderlich, neben der Berücksichtigung externer Anforderungen (gegebene Behandlungsanforderungen), die die Arbeitssituation strukturieren, die subjektiven Bewertungsprozesse dieser Anforderungen (Schwierigkeitszuschreibungen) mit zu berücksichtigen.[12]

Die Beanspruchung setzt sich also aus drei Komponenten zusammen:

— der Dauer der Beanspruchung

— dem Ausmaß der physischen Beanspruchung und

— dem Ausmaß der psychischen Beanspruchung.

Zur differenzierten Betrachtung der zahnärztlichen Arbeitsaufgaben wurde deshalb zwischen der zeitlichen Erstreckung der jeweiligen Leistungsposition (der Anforderungsdauer), der subjektiven Anforderungsbewertung und der physischen Beanspruchungsintensität unterschieden.

---

[10] vgl. Lazarus, R.S.: Psychological Stress and the Coping Process, 1966; Lazarus, R.S. & Launier, R.: Stress-related transactions between persons and environment, in: Pervin, L.A. & M. Lewis (eds.): Perspectives in interactional psychology, S. 278—327, 1987; Nitsch, J.R.: Streß, 1981 sowie Lazarus, R.S. & Launier, R.: Streßbezogene Transaktionen zwischen Personen und Umwelt, in: Nitsch, J.R. (Hg.), Streß — Theorien, Untersuchungen, Maßnahmen, Berlin 1981, 1, S. 213—259

[11] vgl. z.B. Moore, C.A. & Liggett, W.R.: The inferior alveolar block: Effect on the dentist's heart rate, General Dentistry 1983, S. 386—388; Augustiny, K.-F.: Beruflicher Streß und seine Bewältigungsformen — eine Untersuchung an Schweizer Zahnärzten, Schweiz. Mschr. Zahnheilk. (93) 1983, S. 786—803; Cooper, C.L., Watts, J. & Kelly, M.: Job Satisfaction, Mental Health and Job Stressors among General Dental Practitioners in the UK: British Dental Journal (24) 1987, S. 77—81

[12] vgl. Micheelis, W.: Streß und Arbeitsbeanspruchung im zahnärztlichen Tätigkeitsfeld, in: Kerschbaum, T. & Reckort, H.-P., ZM-Fortbildung für den praktischen Zahnarzt, Band 3, Köln-Lövenich, 1986, S. 213—220.

Die methodische Konzeption sah dementsprechend die Erhebung von drei unterschiedlichen Meßparametern vor:

1. die jeweilige **Beanspruchungsdauer** jeder untersuchten Bema-Position, für welche die vom Zahnarzt selbst aufgewandte Zeit relevant war

2. die **psychomentale Beanspruchung** jeder Position, differenziert nach unterschiedlichen Kriterien

3. die **physische Beanspruchungshöhe** als Reaktion auf die spezifischen Anforderungen der jeweiligen Behandlungsposition.

3 Meßmethoden

In der Meßphase galt es nun, die aus den spezifizierten Belastungsfaktoren resultierenden Beanspruchungen zu erheben[13]). D.h. es mußten Messungen auf drei Ebenen, entsprechend den drei Komponenten, durchgeführt und dem **jeweiligen spezifizierten Belastungsfaktor** zugeordnet werden.[14]) Simultan waren die Umfeldbedingungen zu erheben, um Beanspruchungen, die nicht aus den spezifizierten Belastungsfaktoren resultieren, bei der Auswertung an entsprechender Stelle nicht einfließen zu lassen, oder aber sie in kontrollierter Form mit auszuwerten, sofern sie für die untersuchte Grundgesamtheit typisch sind.

3.1 Zeitmessung

Die Erfassung der Zeitdauer[15]) pro Leistungsposition bzw. pro Therapieschritt ist mit einer Reihe von Problemen verbunden.

Um die jeweilige Behandlungsdauer für jede zu untersuchende Gebührenordnungsposition exakt erheben zu können, ist ein Zeiterfassungssystem erforderlich, das den folgenden Erfassungsanforderungen entsprechen sollte:

Zunächst ist davon auszugehen, daß in vielen Fällen die Gebührenpositionen nicht kontinuierlich abgearbeitet werden, sondern zwischenzeitlich andere — **gekoppelte** — Leistungen erbracht werden. Auch ist es zu berücksichtigen, daß die Behandler **simultan** an mehreren Arbeitsplätzen tätig werden. Die einzelnen Behandlungsschritte müssen also einerseits genau unterschieden und einer Position zugeordnet werden, andererseits ist die Gesamtzeit einer Gebührenposition aus verschiedenen Teilstücken zu bilden.

Ein weiterer Problemkreis betrifft die Frage, wer die Zeiterfassung vornehmen soll. Selbstaufschreibung durch den Zahnarzt oder eine zahnärztliche

---

[13]) vgl. Strasse, H.: Arbeitswissenschaftliche Methoden der Beanspruchungsermittlung, Stuttgart, 1982
[14]) vgl. Rohmert, W.: in ebenda, S. 11
[15]) vgl. Kaminsky, G.: Praktikum der Arbeitswissenschaft, München 1980, S. 232 ff.

Hilfskraft als Erhebungsinstrument ist aus verschiedenen Gründen nicht unproblematisch. Einerseits ist es im Hinblick auf einen reibungslosen Praxisablauf nicht zu vertreten, die Zahnärzte bzw. deren Hilfspersonal mit derart komplexen Zusatzaufgaben zu belasten, andererseits würde die Selbstaufschreibung den gewohnten Arbeitsablauf so sehr beeinträchtigen, daß eine Verfälschung der Meßsituation nicht auszuschließen ist.

Ein weiteres Problem betrifft die Technik der Zeiterfassung. Sie muß so angelegt sein, daß sie die komplexe Situation adäquat erfaßt und dabei die möglichen Fehlerquellen so gering wie möglich gehalten werden. Daraus folgt, daß eine Technik der Zeiterfassung zu wählen ist, die nur wenige Arbeitsschritte erfordert.

Eine Zeitnahme mittels Stoppuhr beispielsweise scheidet damit aus, weil in diesem Falle das simultane Arbeiten sehr schwer zu erfassen ist und eine Übertragung der gestoppten Zeit in Listen erfordert. Das Eintragen in die Listen würde bei Selbstaufschreibung Zusatzarbeit bedeuten, bei Fremdaufschreibung den Beobachter ablenken und damit die kontinuierliche Beobachtung unterbrechen. **Die Zeitnahme per Stoppuhr ist also mit einer großen Zahl potentieller Fehlerquellen behaftet.**

Um allen diesen Problemen Rechnung zu tragen, wurde ein integriertes Meßsystem entwickelt, welches den gestellten Anforderungen genügt, wie der Einsatz in der Vorphase der Forschungen gezeigt hatte.

Zunächst wurde die Entscheidung getroffen, die **Zeitnahme von einer dritten Person** vornehmen zu lassen, da nur so sichergestellt werden konnte, daß die Meßsituation nicht systematisch verfälscht wurde. Diese Person mußte über zahnmedizinische Kenntnisse verfügen, um durch Beobachtungen exakt bestimmen zu können, wann welche Gebührenposition bzw. welcher Therapieschritt begonnen oder beendet wurde. Für diese Aufgabe wurden ausgebildete Zahnmediziner eingesetzt. Die Anforderung, eine kontinuierliche Beobachtung der Probanden zu ermöglichen, wurden folgendermaßen erfüllt:

Der **zahnärztliche Beobachter** am Behandlungsstuhl konnte mittels Knopfdruck einem Microcomputer, in dem während der Messung eine Uhr permanent lief, eine Zeitmarke übermitteln, welche ein Arbeitsereignis kennzeichnete. Dieses Ereignis (Anfang oder Ende einer Gebührenposition oder eines Therapieschrittes) wurde kommentiert, indem der Beobachter über eine Wechselsprechanlage einem zweiten Beobachter (einem Meßtechniker) mitteilte, um welches Ereignis es sich handelte.

Der **Meßtechniker** gab den Kommentar via Bildschirmdialog mittels eines speziell entwickelten Lichtgriffels an den Microcomputer weiter. Die Zeitmarken mit den dazugehörigen Kommentaren wurden von dem Microcomputer im Online-Betrieb auf einer Diskette abgespeichert (s. Abb. 2).

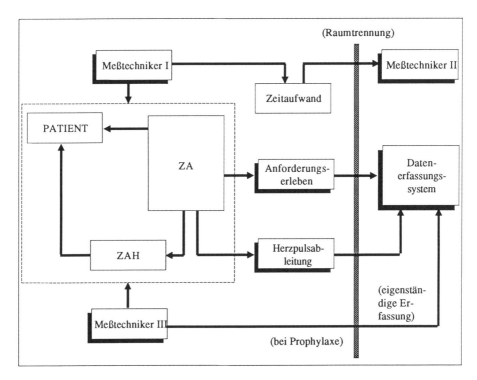

Abb. 2: Meßplatzaufbau

Dieses Verfahren gestattete es, auch komplexe Arbeitsvorgänge (stark ineinander verschachtelte Gebührenpositionen — zum Beispiel also eine Füllungstherapie mit Leitungsanästhesie) unter Ausschaltung einer Vielzahl von Fehlerquellen

— zeitlich exakt,

— bei ununterbrochener Beobachtung der behandelnden Zahnärzte und

— ohne systematische Verfälschung der Meßsituation

abzubilden.

3.2 Physiologische Pulsmessung

Die Anforderungsdauer bildet lediglich die quantitative Komponente der Beanspruchung. Um ein vollständiges Bild zeichnen zu können, muß zusätzlich die qualitative Komponente, die Beanspruchungsintensität erhoben werden (siehe oben). Da es eine Reihe von Verfahren zur Messung der physischen

Beanspruchung[16]) gibt, war das für diese Untersuchung am besten geeignete auszuwählen.[17])

Physische Belastungen können invasiv und nicht-invasiv gemessen werden. Invasive Verfahren (z. B. Einführen einer Sonde in die Vene einer Versuchsperson, um Blutdruck oder die Strömungsgeschwindigkeit des Blutes zu ermitteln) schieden von vorneherein aus, da sie eine zusätzliche Belastung der Zahnärzte durch einen Fremdkörper und eine Einengung des Bewegungsspielraumes bedeutet hätten.

Prae-post-Messungen
Reaktionstests, Flimmerverschmelzungsfrequenzmessung[18]) usw. als eine Gruppe der nicht-invasiven Verfahren konnten keine Verwendung finden, da sie sinnvollerweise nur in größeren Zeitabständen durchgeführt werden. Eine eindeutige Zuordnung der erhobenen Beanspruchung zu einem konkreten Belastungsfaktor ist, zumal die Untersuchungen im Feld durchgeführt wurden, bei dieser Methode nicht möglich.

Weitere Verfahren, welche Beanspruchsindikatoren liefern und arbeitswissenschaftlich anerkannt sind, seien im weiteren beschrieben:

Atemfrequenzmessung
Die Atemfrequenz kann auf vielfältige Weise erfaßt werden. Die meisten Verfahren eignen sich jedoch nur für Laborversuche (Thoraximpedanzpneumographie oder luftstrommessende Verfahren mit Hilfe von Thermistorsensoren). Für die Felduntersuchung hat sich das Thoraxdehnungsmeßverfahren bewährt. Hierbei wird ein Impedanzgürtel um den Thorax gelegt und die durch Ein- und Ausatmen hervorgerufenen Widerstandsänderungen meßtechnisch erfaßt. Bei starker körperlicher sowie sensomotorischer Arbeit erweist sich die Messung der Atemfrequenz im Zusammenhang mit der Pulsmessung als zweckmäßig. Bei früheren Messungen hat sich jedoch gezeigt, daß arbeitsbedingte Bewegungen (z. B. Verdrehung des Oberkörpers) einen starken Einfluß auf die Meßergebnisse haben können.

Lidschlagfrequenzmessung
Die Lidschlagfrequenz ist ein Indikator für die visuelle Konzentration. Es werden drei Elektroden (jeweils eine ober- und unterhalb des Auges sowie eine Bezugselektrode an der Schläfe) geklebt. Bei anderen ähnlichen Unter-

---

[16]) vgl. Hettinger, Th.: Arbeitsphysiologische Meßmethoden, RKW-Reihe Arbeitsphysiologie/Arbeitspsychologie, Berlin/Frankfurt, 1970
[17]) vgl. Klimmer, F. und Rutenfranz, J.: Folgen mentaler und emotionaler Belastung, S. 135, in : Praktische Arbeitsphysiologie, Hrsg.: Rohmert, W. & Rutenfranz, J., Stuttgart, 1983
[18]) vgl. Plath, H.E.: Zur Methodik der Indikatoren von Wirkungen vorwiegend geistiger Arbeit durch die Veränderung der Flimmerverschmelzungsfrequenz (FVF), in: Hacker, W., Arbeitsphysiologie und wissenschaftlich-technische Revolution, Berlin, 1969, S. 295—300

suchungen hat sich gezeigt, daß das Vorhandensein der Lidschlagelektroden von den Probanden als sehr störend (insbesondere bei Brillenträgern) empfunden wurde. Ferner ist festgestellt worden, daß eine Verfälschung der Meßergebnisse durch Einwirkung von Umweltparametern (z. B. Luftfeuchtigkeit) bzw. Änderungen der Blickrichtung (in der Regel mit einem Lidschlag verbunden) auftreten kann.

Myographie
Gemessen werden die an der Hautoberfläche auftretenden Potentialunterschiede, welche durch die Kontraktion und Expansion der Muskeln hervorgerufen werden.[19] Als Meßwertaufnehmer werden drei Elektroden um die zu messende Muskelgruppe angeordnet. Bei komplexen dynamischen Aktivitäten erreicht die zusätzliche Belastung, welche durch die große Anzahl von Elektroden hervorgerufen wird, ein unvertretbares Maß.

Energieumsatzmessung
Dieses Verfahren[20] wird üblicherweise dann eingesetzt, wenn die Anforderung an die Versuchsperson starke dynamische Muskelarbeit bzw. den Einsatz großer Muskelgruppen (schweres Heben oder Ziehen) erfordert.[21] Da dies bei den zu untersuchenden Personengruppen nicht der Fall ist, entfällt der Einsatz dieses Verfahrens für unsere Untersuchung.

Elektroenzephalogramm (EEG)
Der meßtechnische Aufwand zur Aufnahme eines Elektroenzephalogrammes hätte den Rahmen der Untersuchung gesprengt, denn der Proband müßte nach außen hin vollständig elektrisch abgeschirmt werden (Faradayscher Käfig). Die sehr geringen Potentialunterschiede erfordern hochempfindliche Verstärkerstufen, die natürlich auch gegenüber elektrischen Störgrößen, mit denen in einer zahnärztlichen Praxis zu rechen ist, empfindlich reagieren. Abgesehen von diesem hohen Aufwand ist die Behinderung des Zahnarztes durch die Elektrodenhaube während der Behandlung nicht zu vertreten.

Pulsfrequenzmessung
Die für die vorliegende Untersuchung am besten geeignete Methode ist die der Pulsfrequenzmessung. Das Herz, der Motor und Mittelpunkt des Blutgefäßsystems, begegnet den gestellten Anforderungen durch Veränderungen

---

[19] vgl. Laurig, W.: Elektromyographie als arbeitswissenschaftliche Untersuchungsmethode zur Beurteilung von statischer Muskelarbeit, Schriftenreihe Arbeitswissenschaft — REFA, Diss. Darmstadt, 1970
[20] vgl. Legewie, H.: Indikatoren von Kreislauf, Atmung und Energieumsatz, in: Schönpflug, W., Methoden der Aktivierungsforschung, Bern/Stuttgart, 1969, S. 158—194
[21] vgl. Lehmann, G.: Energetik des arbeitenden Menschen, in: Baader, E.W., Hb. d. gesamten Arbeitsmedizin, Bd. I Arbeitsphysiologie, Berlin, 1961, S. 66—121

des Schlagvolumens und der Herzfrequenz.[22] Grundsätzlich ist es möglich, alle veränderlichen Kreislaufgrößen zu messen. Die Ermittlung des Schlagvolumens, der Organdurchblutung oder des Blutdruckes bereitet jedoch meßtechnisch erhebliche Schwierigkeiten und ist nur am ruhenden Menschen durchführbar. Eine Anwendung dieser Methoden ist deshalb im Praxisbetrieb ausgeschlossen. Die Ermittlung der Pulsfrequenz ist dagegen relativ einfach und ohne starke Belästigung des Arztes durchzuführen. Um eine Aussage über das Kreislaufverhalten des Arztes treffen zu können, ist es zweckmäßig, während des Arbeitstages kontinuierliche Messungen der Pulsfrequenz mit Hilfe des Elektrokardiogrammes (EKG) vorzunehmen. Mittels einer modifizierten Brustwandableitung nach Nehb[23] lassen sich die elektrischen Potentiale meßtechnisch erfassen, über nachfolgende elektronische Schaltungen verstärken und so in eine für die Datenverarbeitungsanlage auswertbare Form bringen. Das Erfordernis, die Meßsituation so wenig wie möglich durch den Meßaufbau zu beeinflussen, wurde durch die Verwendung einer Telemetrieanlage[24] berücksichtigt.

Daraus folgte, daß die Zahnärzte lediglich mit den Elektroden auf dem Thorax, Übertragungskabeln von den Elektroden zu einem kleinen Sender und dem Sender selbst, der die Größe einer Zigarettenschachtel hat und sich einfach an der Kleidung befestigen läßt, ausgerüstet werden mußten. Der Sender übertrug die Signale vom Behandler in einen separaten Raum, in dem der Empfänger und der Microcomputer mit Diskettenlaufwerk zur Abspeicherung der empfangenen Signale aufgestellt waren. Dieser Versuchsaufbau stellte sicher, daß die Zahnärzte in ihrer Bewegungsfreiheit nicht beeinträchtigt wurden.

Die Gesamtpulsfrequenz ist als Indikator mit Problemen behaftet, da inter- und intrapersonelle Unterschiede auf die Ergebnisse einwirken. Da die Pulsfrequenz — wie alle anderen Kreislaufgrößen — vegetativ gesteuert wird, unterliegt sie einer ganzen Skala von exogenen und endogenen Einflüssen.[25]

Durch die Arbeit hervorgerufene Pulsfrequenzschwankungen
- Die Körperstellung: Die Differenz zwischen Liegen und Stehen beträgt bis zu 10 Pulse pro Minute

- Bei Muskelarbeit führt die erhöhte Kreislaufbelastung zwangsläufig zu einer Erhöhung der Pulsfrequenz

---

[22] vgl. Schnauber, H.: Arbeitswissenschaft, S. 365 ff., Braunschweig, Wiesbaden 1979
[23] vgl. Woitowitz, H.-J., Schäcke, G., Woitowitz, R. & Eichinger, H.: Die Untersuchung von Herzschlagfrequenz und Elektrokardiogramm während der Arbeitsschicht mit Hilfe von Radiotelemetrie oder Magnetbandspeicherung, Ärztl. Forschung 24, 1970, 2, S. 46—58
[24] vgl. Kaminsky, G.: Praktikum der Arbeitswissenschaft, S. 368, München 1980
[25] vgl. Laurig, W., Luczak, H. & Phillip, L.: Ermittlung der Pulsfrequenzarrhythmie bei körperlicher Arbeit, in: Int. Z. ang. Psychol., 30, 1971, 1, S. 40—51

- Auch eine Belastung der geistigen Funktionen schlägt sich in der psychophysiologischen Pulsfrequenz nieder[26]

Individuelle Einflußgrößen sind
- Der Ruhepuls ist in hohem Maße von der körperlichen Leistungsfähigkeit abhängig. Er schwankt zwischen 40 und 100 Pulsen pro Minute

- Da der Kreislauf vom vegetativen Nervensystem gesteuert wird, muß sich jede bewußte oder unbewußte Erregung in der Pulsfrequenz widerspiegeln. Sensible Personen quittieren beispielsweise schon das Anlegen der EKG-Elektroden mit erhöhter Pulsfrequenz

Ferner ist zu berücksichtigen, daß die Pulsfrequenz nicht nur die aus der Arbeitsanforderung resultierenden Beanspruchungen widerspiegelt, sondern auch Störgrößen.

Solche Störgrößen im Sinne der Meßmethode sind zum Beispiel
- Hohe körperliche und seelische Belastung am Vortage erhöhen die Pulsfrequenz

- Körperliche und seelische Indispositionen wie Erkältungskrankheiten oder z. B. emotionale Stimmungsschwankungen

- Aufnahme von Nahrungs- und Genußmitteln, insbesondere Kaffee, Tee oder Alkohol wirkt pulsfrequenzsteigernd. Bei mäßigem Genuß flaut die Wirkung allerdings rasch ab

- Besonders stark wirkt sich das Rauchen aus. Wenige Züge vermögen die Frequenz je nach Gewöhnung um bis zu 30 Schläge pro Minute zu erhöhen

- Hoher Lärmpegel im Umfeld des Probanden

- Umgebungstemperatur in Verbindung mit Luftfeuchtigkeit[27]

Für die richtige Interpretation der Meßdaten sind zum einen die individuellen Einflußgrößen zu berücksichtigen bzw. herauszufiltern. Das geschieht in der Weise, daß bei jedem Probanden der Puls in normaler Arbeitshaltung (sitzend oder stehend über 10 Minuten) erfaßt wird. Der so gewonnene Wert

---

[26] vgl. Bartenwerfer, H.: Herzrhythmik-Merkmale als Indikatoren psychischer Anspannung, in: Psychol. Beiträge 4, 1960, S. 7—25 sowie Bartenwerfer, H.: Über Art und Bedeutung der Beziehung zwischen Pulsfrequenz und skalierter psychischer Anspannung, Z. exp. & ang. Psychol. 10, 1963, S. 455—470

[27] vgl. Wenzel, H. G.: Einluß der Arbeitsumwelt auf die menschliche Leistung — Klima, in: Schmidtke, H.: Ergonomie II, Gestaltung von Arbeitsplatz und Arbeitsumwelt, München/Wien 1974, S. 146—163

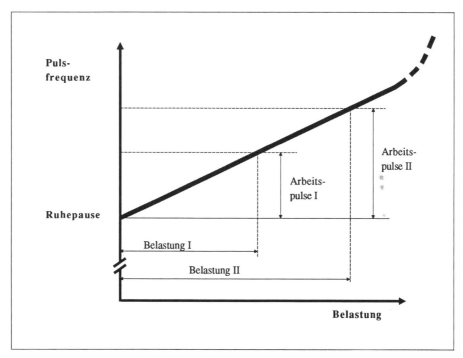

Abb. 3: Pulsfrequenz in Abhängigkeit von der Belastung

wird als Ausgangspuls in Arbeitshaltung bezeichnet. Der Ausgangspuls wird von dem während der Arbeit gemessenen (Gesamt)-Puls subtrahiert. Die Differenz bildet den Arbeitspuls (s. Abb. 3).[28]

Zum anderen sind bei der Auswertung bzw. Erhebung der Meßdaten die Störgrößen zu berücksichtigen. Es ist darauf zu achten, daß entweder keine Störgrößen vorhanden sind, oder daß sie ein konstantes Niveau haben. In beiden Fällen ist der Arbeitspuls ein zuverlässiger Indikator für die Beanspruchung, da die konstante Störgröße auch bei der Erhebung des Ausgangspulses einfließt. Um sporadische Störgrößen herausfiltern zu können, war es erforderlich, die Randbedingungen zu erheben, zu protokollieren und bei der Auswertung zu berücksichtigen. Diese Aufgabe wurde von dem „Beobachter" wahrgenommen.

3.3 Psychologische Beanspruchungsmessung

Die dritte Komponente des methodischen Konzeptes beinhaltet die Ermittlung der psychomentalen Beanspruchung jeder ausgewählten Leistungsposition.

---

[28] vgl. Schnauber, H.: Arbeitswissenschaft, S. 66f.

Als Methode wurde ein subjektives Beurteilungsverfahren nach vorgegebenen Kriterien verwandt. „Im Bereich der subjektiven Beurteilung findet eine Selbsteinstufung durch den Probanden statt, wobei die Durchführung der Tätigkeit mit Hilfe von Skalen oder auch nur verbal beurteilt werden muß. Die so erhaltenen Urteile werden in eine Rangreihe gebracht und mit Hilfe weiterer Verfahren in Werte einer Absolutskala überführt."[29] Diese Vorgehensweise wurde auch von anderen Autoren für vergleichbare Fragestellungen realisiert, z. B. zur Analyse der leistungsmäßigen Bewertungsrelationen tierärztlicher Leistungen.[30]

Zur Erfassung der typischen Beanspruchungen bei der zahnärztlichen Tätigkeit war zunächst die Selektion und Operationalisierung geeigneter Merkmale vorzunehmen. Zu diesem Zweck wurde in der **Pilotstudie** ein vollstrukturierter Fragebogen mit 9 Merkmalen entwickelt.[31] Die Auswahl der Merkmale erfolgte auf der Grundlage arbeitswissenschaftlicher Verfahren zur Erfassung der subjektiven Einschätzung von Belastungs- und Beanspruchungsfaktoren[32] sowie nach Maßgabe spezifischer Untersuchungen zur Ermittlung von Beanspruchungsaspekten im Rahmen der zahnärztlichen Tätigkeit.[33]

Die Mehrzahl der auf diese Weise zusammengestellten Anforderungsmerkmale waren für die vorliegenden Untersuchungen nur bedingt geeignet, da sie hauptsächlich zur Beschreibung der zahnärztlichen Arbeitssituation insgesamt benutzt wurden. Für die Analyse der Bewertungsrelationen kamen jedoch nur solche Merkmale in Betracht, die eine **Differenzierung zwischen den untersuchten Leistungspositionen** erlaubten. In der Pilotstudie wurden die folgenden 9 Merkmale in den Fragebogen aufgenommen:

1. Zahnmedizinische Schwierigkeit
2. Körperliche Anstrengung
3. Zeitliche Dauer
4. Erforderliche Patientenkooperation
5. Konzentration
6. Häufigkeit von Komplikationen
7. Ständig wechselnde Anforderungen

---

[29] Klimmer, F. und Rutenfranz, J.: Folgen mentaler und emotionaler Belastung, in: Praktische Arbeitsphysiologie, 1983, S. 136
[30] vgl. hierzu Wasilewski, R., Keil, G., Gleisberg, A., Passenberger, J. & Hampp, H.-J., 1982, die explizit auf die FZV/AWFI-Studie Bezug nehmen.
[31] vgl. Frieling, E. & Hoyos, Graf C.: Fragebogen zur Arbeitsanalyse, Bern, 1978
[32] vgl. z. B. Weyer, G., Hodapp, V. & Neuhäuser, S.: Weiterentwicklung von Fragebogenskalen zur Erfassung der subjektiven Belastung und Unzufriedenheit im beruflichen Bereich (SBUS-B), in: Psych. Beitr., 22, 1980, S. 335—355 oder Deelen, H. v. & Möller, H.: Der Fragebogen zur subjektiven Arbeitsbeschreibung (SAB), in: Z. f. Arbeitswissenschaft, 38, 1984, S. 1—7
[33] vgl. z. B. Micheelis, W.: Merkmale zahnärztlicher Arbeitsbeanspruchung, Ergebnisse einer Fragebogenstudie, 2. Aufl., Köln, 1984

8. Häufiger Zeitdruck
9. Verantwortung

Jedes dieser 9 Merkmale wurde mit einer 6stufigen Beurteilungsskala versehen, welche sowohl verbal als auch numerisch verankert wurde. Damit wurde der Forderung Rechnung getragen, die Abstände zwischen den Skalenstufen für die beurteilenden Zahnärzte subjektiv gleich groß erscheinen zu lassen.[34]

Jede Leistungsposition wurde somit von jedem Zahnarzt bezüglich der 9 Merkmale eingestuft. Die so gewonnenen Daten wurden auf einer Großrechenanlage mit dem Statistik-Programmpaket SPSS ausgewertet. Dazu wurden die Daten zunächst einer Faktorenanalyse nach der Hauptachsenmethode unterzogen.[35]

„Faktorenanalyse" ist der zusammenfassende Ausdruck für eine Vielfalt von Verfahren, die alle das Ziel haben, die Zusammenhänge innerhalb einer größeren Gruppe von Variablen zu analysieren. Das hauptsächliche Ziel der Verwendung der Faktorenanalyse besteht darin, eine kleinere Zahl von Dimensionen oder Faktoren zu finden, auf die sich eine größere Anzahl von Items oder Variablen reduzieren läßt. Andererseits kann die Faktorenanalyse dabei helfen, den Grad zu bestimmen, in dem eine gegebene Variable oder verschiedene Variablen Teil eines gemeinsamen (allgemeinen) Faktors sind, der ihnen zugrunde liegt. Dieser Grad wird bestimmt durch die sog. Faktorladung jeder Variablen auf dem jeweiligen Faktor.[36]

Die Faktorenanalyse der 9 Fragebogen-Aussagen (Merkmale) ergab einen einzigen varianzstarken Faktor (Dimension) mit den folgenden Ladungen:

Merkmale	Faktorladungen
1. Schwierigkeit	0.81*
2. Anstrengung	0.77*
3. Zeitdauer	0.77*
4. Patientenkooperation	0.51
5. Konzentration	0.83*
6. Komplikationen	0.59
7. Wechselnde Anforderungen	0.61
8. Häufiger Zeitdruck	0.53
9. Verantwortung	0.61

---

[34] Eine Diskussion dieser Problematik und einschlägige Lösungsvorschläge finden sich z.B. bei Rohrmann, B., 1978
[35] vgl. Bortz, J.: Lehrbuch der Statistik für Sozialwissenschaftler, Berlin, 1977
[36] vgl. Schuchard-Fischer, C., Backhaus, K., Erichson, B., Plinke, W. & Weiber, R.: Multivariate Analysemethoden, 1980, S. 213 ff.

Die Faktorladungen können grundsätzlich zwischen 0 und 1 variieren. Wie man sieht, lagen alle Ladungen recht hoch, nämlich über 0.50. Für die weitere Untersuchung wurden diejenigen Merkmale mit einer Ladung von **mehr als 0.70 herangezogen, d.h. also die Merkmale 1, 2, 3 und 5** (durch * gekennzeichnet).

Um detailliertere Informationen über die verschiedenen Belastungsdimensionen zu bekommen, erschien es sinnvoll, eine stärkere Differenzierung vorzunehmen.[37] Aus diesem Grunde wurde die vorliegende Faktorenlösung in einem weiteren Auswertungsschritt einer **Varimax-Rotation** unterzogen. Hierbei handelt es sich um ein rechnerisches Verfahren, das dazu dient, auch Merkmale mit ursprünglich mittelmäßigen Ladungen eindeutig einem spezifischen Faktor zuzuordnen.

Es ergaben sich 2 Faktoren mit folgenden Ladungen über 0.70:

Faktor	Merkmal	Ladung
I	1. Schwierigkeit	0.71
	2. **Anstrengung**	**0.90**
	3. Zeitdauer	0.77
II	**5. Konzentration**	**0.80**
	9. Verantwortung	0.78

Dieses Ergebnis läßt sich folgendermaßen interpretieren: Es lassen sich zwei voneinander unabhängige Faktoren oder „Dimensionen" subjektiver Belastung im Arbeitssystem des niedergelassenen Zahnarztes identifizieren, die sich entsprechend den Merkmalen mit der höchsten Ladung als **„Anstrengung"** und **„Konzentration"** beschreiben lassen.

Zum anderen macht dieses Ergebnis deutlich, daß die Merkmale „Schwierigkeit", „Anstrengung" und „Zeitdauer" **(Faktor I)** einerseits sowie „Konzentration" und „Verantwortung" **(Faktor II)** andererseits weitgehend austauschbar sind. Dies wird deutlich durch die relativ hohen Ladungen auf je einem gemeinsamen Faktor, wobei Faktor I eher **physische** (Leitmerkmal: „körperliche Anstrengung") und Faktor II eher **psychische** (Leitmerkmal: „Konzentration"), d.h. kognitive als auch emotionale Belastungsaspekte abbildet.

Auf der Grundlage dieser Ergebnisse sowie der übrigen Erfahrungen aus der Pilotstudie[38] wurden für die dargestellten Erhebungen modifizierte Be-

---

[37] vgl. Landau, K., Luczak, K.H. & Rohmert, W.: Clusteranalystische Untersuchungen zum arbeitswissenschaftlichen Erhebungsbogen zur Tätigkeitsanalyse — AET. Z. f. Arbeitswissenschaft, 30, 1976, 1, S. 31—39

[38] vgl. Krankenhagen, H.-J., Essmat, M., Hubrig, J., Möller, H., Richter, U., Herber, R. & Micheelis, W.: Analyse der Bewertungsrelationen zahnärztlicher Dienstleistungen, Pilotstudie, AWFI, Berlin, 1983 (unveröff. Manuskript)

fragungsinstrumente eingesetzt. Für den **Bereich der konservierenden Maßnahmen, der Chirurgie und der Prothetik** wurden die Beanspruchungsmerkmale einer Selektion und Modifikation unterzogen. Einige wurden aus der Liste entfernt, andere inhaltlich ausdifferenziert und umformuliert. Für die subjektiven Einstufungen resultierten 5 Merkmale. Diese sollten die folgenden Aspekte erfassen:

— Konzentrationsfähigkeit

— zahnmedizinische Kenntnisse

— manuelle Geschicklichkeit

— körperlicher Kraftaufwand

— psychologisches Einfühlungsvermögen (in die Patientensituation)

Die jeweilige Beanspruchungshöhe der einzelnen Leistungspositionen war von den Zahnärzten wiederum auf einer 6stufigen Skala einzuschätzen.

Der endgültige Fragebogen umfaßte 5 Seiten. Auf jedem Blatt waren alle Leistungspositionen nach jeweils einem der 5 Merkmale zu beurteilen.

In der Instruktion wurden die Zahnärzte aufgefordert, zunächst die beiden Positionen mit der höchsten bzw. niedrigsten Beanspruchung herauszusuchen, anzukreuzen und erst anschließend die übrigen Leistungspositionen einzustufen. Damit konnte sichergestellt werden, daß jeder Zahnarzt sein subjektives Urteilskontinuum voll ausschöpfen konnte. Um situations- und tagesspezifische Verzerrungen auszugleichen, wurde der Fragebogen an jedem der 5 Erhebungstage von den Zahnärzten ausgefüllt.

Für die Erhebungsbereiche **Parodontologie und Prophylaxe** wurde entsprechend den Erkenntniszielen der Fragebogen weiter verfeinert bzw. umstrukturiert. Dabei wurde vor allem dem zentralen Ergebnis Rechnung getragen, daß die „**konzentrative Anspannung**" das Merkmal darstellt, das die Behandlungsarbeit des Zahnarztes am meisten prägt; das körperliche Anstrengungserleben kann demgegenüber ausreichend mit Pulsmessungen (siehe oben) abgebildet werden. Insofern wurde für die Erhebungsbereiche Parodontologie und Prophylaxe eine ausschließliche Fokussierung auf das Merkmal „Konzentration" vorgenommen (s. Abb. 4).

Das Ausfüllen des Fragebogens für den PAR/PX-Erhebungsteil vollzog sich wie folgt:
Die parodontologischen Positionen (PAR) der Studie wurden von jedem der beteiligten Zahnärzte als solche — d. h. unabhängig von ihrer Durchführung bei einem speziellen Patienten — auf einer sechsstufigen Skala bewertet.

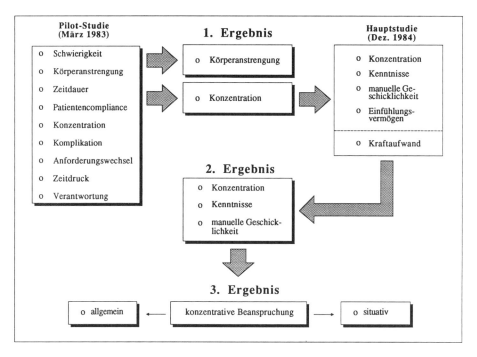

Abb. 4: Die Entwicklung des Meßinstrumentes zur psychomentalen Belastung

Die auf die Anforderungshöhe bezogenen Skalenstufen reichten dabei von 1 = sehr hoch bis 6 = sehr niedrig.

In ähnlicher Weise wurden von jedem der beteiligten Zahnärzte die oralprophylaktischen Positionen (PX) eingestuft. Im Falle dieser Positionen war allerdings jeder einzelne der erforderlichen Behandlungsschritte gesondert auf der sechsstufigen Skala zur Anforderungshöhe einzustufen, und zusätzlich erfolgte hierzu noch eine Einstufung der Gesamtposition.

Zusätzlich zu diesen Einstufungen wurde jede der PAR- bzw. PX-Positionen der vorliegenden Studie bzgl. der Häufigkeit des Vorkommens unterschiedlicher Anforderungsstufen in der Praxis eingestuft. Jeder Zahnarzt hatte anzugeben, in ca. wieviel Prozent der Fälle seiner Praxis **hohe** Anforderungen, **mittlere** Anforderungen und **niedrige** Anforderungen ungefähr vorkommen. Durch diese zusätzliche Einstufung wurde es möglich, die jeweils erlebten Anforderungen an der Häufigkeit ihres Vorkommens in der jeweiligen Praxis zu relativieren und damit zu einer differenzierten Aussage über die subjektiv-erlebnismäßige Seite des Beanspruchungsgeschehens zu kommen. Diese Einstufungen wurden als allgemeine Einstufungen bezeichnet. Sie erfolgten bezüglich jeder Behandlungsposition als solcher und damit unabhängig von der erlebten Schwierigkeit einer jeweiligen Position bei einem ganz bestimmten Patienten.

Ebenso wie die Zeit- und Pulsdaten zur Behandlung jedes einzelnen Patienten erhoben wurden, hatte jeder Zahnarzt bei der Parodontologie/Prophylaxe-Erhebung auch eine aktuelle Einstufung (Verfeinerung des Konzeptes der Hauptstudie) der Anforderungshöhe der beim Patienten gerade bearbeiteten Position auf der schon erwähnten sechsstufigen Skala vorzunehmen (Einstufung im Situationsbezug). Bei den PX-Positionen erfolgte diese Einstufung ebenso wie bei den PAR-Positionen nur bzgl. der Gesamtposition und nicht bzgl. der einzelnen Behandlungsschritte (im Unterschied zu den allgemeinen Einstufungen).

Diese **aktuellen Einstufungen** bildeten den eigentlichen Kern bei der Erfassung der psychischen Beanspruchung im Bereich der Parodontologie/Individualprophylaxe.

3.4 Das Verknüpfungsmodell

Im Vorangegangenen wurde beschrieben, daß die Beanspruchung eines Zahnarztes bei seiner beruflichen Tätigkeit von mehreren Belastungsfaktoren abhängig ist (s. Abb. 5). Diese Belastungsfaktoren zu erfassen und entsprechend zu quantifizieren, war grundlegendes Ziel bei der Aufstellung des methodischen Erhebungsinstrumentariums.

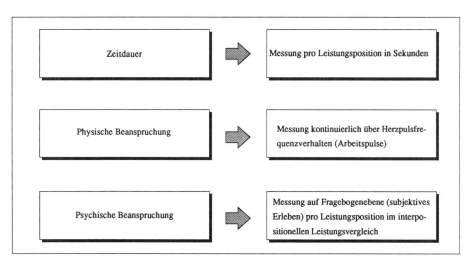

Abb. 5: Meßdesign

Um nun die ermittelten Werte für die Analyse der Bewertungsrelationen benutzen zu können, waren die drei ermittelten Parameter

— zeitliche Dauer

— physische Beanspruchung und

— psychische Beanspruchung

so zu einem Gesamtwert für jede Leistungsposition zu verknüpfen, daß die daraus resultierende Struktur mit der gegebenen Verteilung der Gebührenordnungssysteme vergleichbar war.

Unter der Voraussetzung, daß die Dauer und die Höhe der Beanspruchung bei den zahnärztlichen Leistungen unabhängig voneinander variieren, läßt sich die Gesamtleistung bestimmen als Produkt der beiden Parameter

Gesamtbeanspruchung
=
Beanspruchungshöhe × Beanspruchungsdauer

Dies gilt sowohl für die physischen als auch für die psychischen Beanspruchungsparameter.
Die Gleichung läßt sich somit folgendermaßen spezifizieren:

Psychische Beanspruchung = SUB × ZEIT
Physische Beanspruchung = PULS × ZEIT

Dabei bedeuten

ZEIT = zeitliche Dauer
SUB = subjektives Anforderungserleben
PULS = Herz-Puls-Frequenz

Da physische und psychische Beanspruchung pro Leistungsposition aber nicht völlig unabhängig voneinander variieren, sondern miteinander im Zusammenhang stehen, sind sie **additiv** miteinander zu verknüpfen. Für den resultierenden Gesamtwert wurde die Bezeichnung **„Leistungsbewertungsindex" (L)** gewählt:

L = (SUB × ZEIT) + (PULS × ZEIT)

Der Wert „L", der gemäß dieser Gleichung berechnet wird, wird hier im weiteren als „L_{50}" bezeichnet, da die zeitliche Dauer — ebenso wie die Beanspruchungshöhe — zu jeweils 50% in den Index eingearbeitet wurden:

L_{50} = ZEIT × (SUB + PULS)

Selbstverständlich stellt diese Gewichtung (50% Gewicht für die Beanspruchungsdauer und 50% für die Beanspruchungshöhe) eine letztlich willkürli-

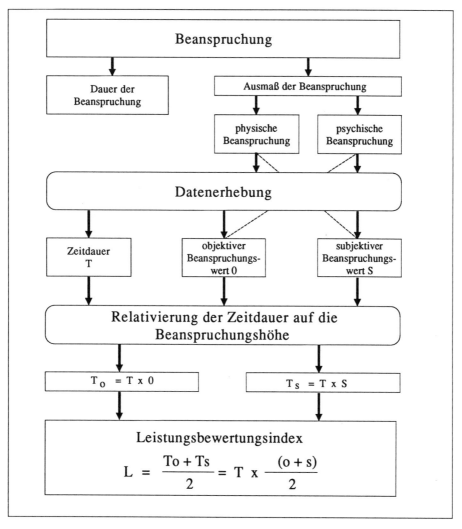

Abb. 6: Von der Beanspruchung zum Leistungsbewertungsindex

che Festlegung dar. Aufgrund der Tatsache aber, daß sowohl die quantitative als auch die qualitative Dimension die zahnärztliche Arbeitswirklichkeit typischerweise charakterisieren, erschien dieses Gewichtungsmuster für die Datenverrechnung naheliegend (s. Abb. 6).

Für die rechnerische Bestimmung des Indexwertes im Rahmen der Datenauswertung wurde diese Gleichung noch erweitert, was explizit im Rahmen der Datenauswertung (vgl. Kap. 7.2.) beschrieben wird.

4 Auswahl der Leistungspositionen

Eine geeignete Auswahl von Gebührenordnungspositionen aus dem kompletten Katalog der zahnärztlichen Dienstleistungen stellte ein zentrales Problem in der Phase der theoretischen Vorarbeiten zur Projektdurchführung dar. Sowohl aus Gründen einer überschaubaren Feldbearbeitungszeit als auch aus finanziellen Erwägungen war eine Beschränkung auf Gruppen exemplarischer Leistungspositionen notwendig. **Die Zielsetzung der Selektion lag darin, einige besonders typische Positionen aus den verschiedenen zahnmedizinischen Leistungsbereichen auszuwählen.** Als Zusatzkriterium galt ferner, daß die so berücksichtigten Positionen auch eine **angemessene quantitative** Bedeutung im real abgerechneten zahnärztlichen Leistungsgeschehen haben sollten.

Die Auswahl erfolgte somit einerseits auf Grund der relativen Anteile gemäß der KZBV-Einzelleistungsstatistik und andererseits nach Maßgabe zahnmedizinischer Experteneinschätzungen bezüglich der typischen Anforderungen der Leistungspositionen an die zahnärztlichen Fähigkeiten, Fertigkeiten und Kenntnisse.

4.1 Konservierender, chirurgischer und prothetischer Bereich

Auf der Grundlage des „Einheitlichen Bewertungsmaßstabs für zahnärztliche Leistungen gemäß § 368 g Abs. 4 RVO" (Bema, Stand 1981) wurden für die Bereiche konservierende Maßnahmen, Chirurgie und Prothetik insgesamt **29 Leistungspositionen** ausgewählt.

Es handelt sich dabei um

— **18 Positionen** aus dem Bereich „Konservierende, chirurgische und Röntgenleistungen"

— **10 Positionen** aus dem Bereich „Versorgung mit Zahnersatz und Kronen"

— **1 Position** aus dem Bereich „Systematische Behandlung von Parodontopathien".

In den folgenden Abbildungen sind die 29 ausgewählten Positionen mit der jeweiligen Beschreibung des damaligen Bema-Textes aufgeführt. Des weiteren werden die Bewertungszahlen (Punktwerte) für die einzelnen Leipositionen (Stand 1981) ausgewiesen (s. Abb. 7a und 7b). Die Beobachtungshäufigkeiten für alle Positionen sind in Abb. 8 dargestellt.

Die nicht vollständige Erfassung der Positionen, insbesondere im Bereich der prothetischen Leistungen, ist vor dem Hintergrund der primären Zielsetzung — **der Entwicklung eines methodischen Instrumentariums zur gleichgewichtigen Bewertung zahnärztlicher Leistungen** — zu sehen.

Die Einzelergebnisse der Leistungspositionen sind daher überwiegend als Trendaussagen interpretierbar. Dies wird um so deutlicher, wenn man die relativen Häufigkeiten der Leistungspositionen im realen Abrechnungsgeschehen der GKV von 1983 (vgl. KZBV-Einzelleistungsstatistik 1983) zugrunde legt. Nach diesem Kriterium beträgt der Anteil der untersuchten konservierend-chirurgischen Leistungen 64,4% und der prothetischen Leistungen 38,7% (dieser Anteil ist allerdings größer, wenn man berücksichtigt, daß die — nicht erfaßte — Position 91c „Stufenkrone" weitgehend identisch ist mit der untersuchten Position 20d; der Anteil an den abgerechneten Positionen wächst damit für den Bereich Prothetik auf 48,9%) des jeweiligen Leistungsbereiches. Die Erstellung einer vollständigen Bewertungsstruktur hätte somit die Untersuchung einer sehr viel umfassenderen Stichprobe von Leistungspositionen mit dem hier beschriebenen Instrumentarium zur Voraussetzung gehabt (s. Abb. 9).

Zur besseren Repräsentation des zahnprothetischen Bereiches wäre es prinzipiell denkbar, Positionen mit vergleichbaren Inhalten im Sinne eines Analogieschlusses in die gleichgewichtige Bewertungsstruktur zu integrieren. Dies könnte beispielsweise — unter Berücksichtigung des unterschiedlichen Zeitbedarfs — bei den Positionen 20d (Stufenkrone) und 91c (Brücke) durch ein Expertenrating auf der Grundlage der Ausgangsdaten erfolgen. Einschränkend muß jedoch festgestellt werden, daß diese Vorgehensweise nur bei einem Teil der nicht erfaßten Leistungspositionen möglich ist.

1. Konservierende und chirurgische Leistungen und Röntgenleistungen

Nr.	Leistung	Bewertungszahl (BEMA/Stand '81)
01	Eingehende Untersuchung zur Feststellung von Zahn-, Mund- und Kieferkrankheiten einschließlich Beratung	10
Ä 925 a	Röntgendiagnostik der Zähne bis zwei Aufnahmen	12
8 a	Vitalitätsprüfung der Zähne	16
12	Besondere Maßnahmen beim Präparieren oder Füllen (Separieren, Beseitigen störenden Zahnfleisches, Anlegen von Spanngummi) je Sitzung, je Kieferhälfte oder in einem Frontzahnbereich	6
13	Präparieren einer Kavität, Füllen mit plastischem Füllmaterial einschließlich Unterfüllung, Anlegen einer Matrize oder die Benutzung anderer Hilfsmittel zur Formung oder Füllung und Polieren a) einflächig b) zweiflächig c) mehrflächig	20 27 35
23	Entfernen einer Krone bzw. eines Brückenankers oder eines abgebrochenen Wurzelstiftes bzw. das Abtrennen eines Brückengliedes oder Steges, je Trennstelle	16
28	Exstirpation der vitalen Pulpa, je Kanal	20
32	Aufbereiten des Wurzelkanalsystems, je Kanal	20
35	Wurzelkanalfüllung, einschließlich eines evtl. provisorischen Verschlusses, je Kanal	10
40	Infiltrationsanästhesie	8
41 a	Leitungsanästhesie intraoral	12
44	Entfernen eines mehrwurzeligen Zahnes einschließlich Wundversorgung	12
47	Entfernen eines Zahnes durch Osteotomie einschließlich Wundversorgung	48
48	Entfernen eines verlagerten oder retinierten Zahnes durch Osteotomie einschließlich Wundversorgung	72
54 a	Wurzelspitzenresektion a) an einem Frontzahn	72
107	Entfernen harter Zahnbeläge, je Sitzung	16

Abb. 7a: Für die Studie ausgewählte Leistungspositionen

2. Versorgung mit Zahnersatz und Zahnkronen

Nr.	Leistung	Bewertungszahl (BEMA/Stand '81)
18 a	Vorbereiten eines zerstörten Zahnes zur Aufnahme einer Krone durch gegossenen Aufbau mit Stiftverankerung bzw. durch Schraubenaufbau	60
19 b	Schutz eines beschliffenen Zahnes und Sicherung der Kaufunktion durch eine provisorische Krone oder provisorischen Ersatz eines fehlenden Zahnes durch ein Brückenglied	20
20 d	Versorgung eines Einzelzahnes durch eine ..... Stufenkrone	180
97	Versorgung eines zahnlosen Kiefers durch eine totale Prothese a) im Oberkiefer b) im Unterkiefer	250 290
98	Besondere Maßnahmen: b) Funktionsabdruck mit individuellem Löffel, Oberkiefer c) Funktionsabdruck mit individuellem Löffel, Unterkiefer	60 90
100	Maßnahmen zum Wiederherstellen der Funktion oder zur Erweiterung einer abnehmbaren Prothese b) größeren Umfanges (mit Abdruck) f) Vollständige Unterfütterung einer Prothese im indirekten Verfahren einschließlich funktioneller Randgestaltung im Oberkiefer g) Vollständige Unterfütterung einer Prothese im indirekten Verfahren einschließlich funktioneller Randgestaltung im Unterkiefer	40 70 100

3. Systematische Behandlung von Parodontopathien

P 200	Systematische Behandlung von Parodontopathien, je Parodontium	30

Abb. 7b: Für die Studie ausgewählte Leistungspositionen

Nr.	Kurztitel	N (= Anzahl)	
	konservierend		
01	Befund m. Beratung	385	
925 a	Röntgen 2	137	
8 a	Vitalitätsprüfung	142	
12	Bes. Maßn. Füllung	124	
13 a	Kavität einflächig	68	
13 b	Kavität zweiflächig	285	
13 c	Kavität mehrflächig	181	
23	Entf. von Kronen	33	
28	Vitalexstirpation	15	Mittelwert = 126
32	Wurzelkanalaufbereitung	74	
35	Wurzelkanalfüllung	58	
40	Infiltr. - Anästhesie	333	
41 a	Leitungsanästhesie	143	
44	Extrakt. mehrwurzelig	81	
47	Extr. d. Osteotomie	13	
48	Ost. b. Zahnverlagerung	13	
54 a	Wurzelres. Frontzahn	12	
107	Zahnstein entfernen	179	
	prothetisch		
18 a	Stiftaufbau	17	
19 b	Provisor. Krone	25	
20 d	Stufenkrone	123	
97 a	Tot. Prothese OK	19	
97 b	Tot. Prothese UK	16	Mittelwert = 29
98 b	Funktionsabdr. OK	23	
98 c	Funktionsabdr. UK	17	
100 b	Erw. Proth. mit Abdruck	21	
100 f	Ind. Unterf. OK	14	
100 g	Ind. Unterf. UK	15	
P 200	Parodontopathien	29	

Abb. 8: Beobachtungshäufigkeiten für alle Positionen

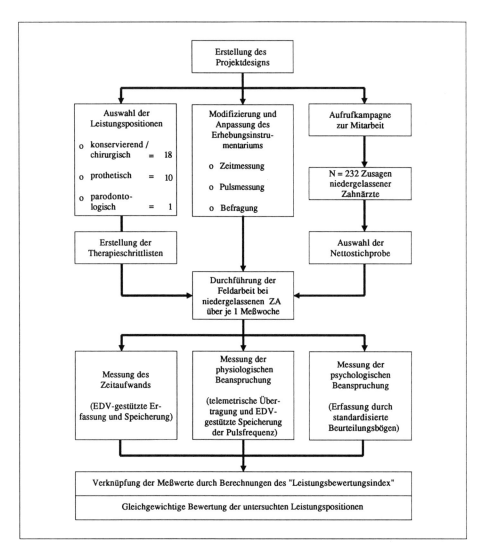

Abb. 9: Ablaufschema der Studie

4.2 Parodontologie und Individualprophylaxe

Die zunehmende Bedeutung, die sowohl die prophylaktischen Maßnahmen als auch die parodontologischen Leistungen für die zahnärztliche Versorgung in der Bundesrepublik Deutschland erhalten haben, legte die Erhebung einer gesonderten Untersuchung für die genannten Bereiche nahe. Im Herbst 1984 wurde beschlossen, für ausgewählte Leistungspositionen aus dem Bereich der Parodontologie und Individualprophylaxe den Studienansatz fortzuschreiben, um auf weiteres empirisches Material als Orientierungshilfe zurückgreifen zu können.[39]

Die endgültige Auswahl der zu untersuchenden Leistungspositionen erfolgte hierbei ebenfalls durch einen projektbegleitenden Arbeitsausschuß. Tragender Gedanke war, wiederum solche Leistungspositionen auszuwählen,

Pos.-Nr.	Leistungsbeschreibung
509	Erhebung des Befundes und Dokumentation bei PAR - Erkrankungen
511	Befund und Therapiebesprechung
512/ 513	Tiefe instrumentelle Behandlung der Wurzeloberflächen (Deep-Scaling; Root-Planning) ggf. mit Weichteilkürettage (geschl.) a) Frontzahn b) Seitenzahn
516/ 517	Zahnfleischlappenoperation a) Frontzahnbereich b) Seitenzahnbereich
520/ 521/ 522	Chirurgische Maßnahmen zur Verbreiterung der unverschieblichen Gingiva oder zur Vertiefung des Mundvorhofes
523	Entnahme eines freien Schleimhauttransplantats

Abb. 10: Parodontologie

---

[39] vgl. Micheelis, W., Essmat, M., Fink, D., Krankenhagen, H.-J., Rennenberg, G. & Triebe, J. K.: Analyse der Bewertungsrelationen zahnärztlicher Dienstleistungen — Parodontologie/Individualprophylaxe, IDZ, Köln, 1987 (unveröff. Manuskript)

die den Charakter von „Eckpositionen" beanspruchen können, also gleichsam für die zu untersuchenden Leistungsbereiche insgesamt „Gerüstfunktion" übernehmen können.

Für den PAR-Bereich wurden **6 (oder genauer: 8) Leistungsbeschreibungskonzepte** ausgewählt (s. Abb. 10):

Alle Beschreibungen zur Festlegung der Leistungspositionen erfolgten in Anlehnung an die damaligen parodontologischen Definitionen des entsprechenden Teilentwurfs einer Neufassung der Gebührenordnung Zahnärzte (1980/81), die vom Ausschuß „Neufassung der Gebührenordnung BDZ/KZBV/FVDZ"[40]) erarbeitet worden waren.

Für den zu untersuchenden PX-Bereich wurden die folgenden **6 Leistungsbeschreibungskonzepte** ausgewählt (s. Abb. 11):

Pos.-Nr.	Leistungsbeschreibung
PX 100	Befunderhebung / Zwischenbefund zur Prophylaxe
PX 102	Erklärung der Prophylaxe und Motivierung des Patienten mit individueller Erläuterung der Anatomie der Zähne und der Mundhöhle, individuelle Auswahl und Demonstration der Mittel zur Reinigung
PX 104	Erstellen eines Plaque-Index, eines Mundhygiene-Index, eines Papillenblutungs-Index
PX 105	Praktische Unterweisungen und Übungen mit dem Patienten
PX 107	Intensiv-Prophylaxe pro Zahn
PX 109	Konditionierung und Versiegelung von Fissuren, Zahnhälsen, o.ä. pro Zahn

Abb. 11: Prophylaxe

Alle Formulierungen für die zu untersuchenden PX-Positionen erfolgten ebenfalls in inhaltlicher Anlehnung an die präventionsorientierten Leistungsbeschreibungen des Entwurfs einer Neufassung der Gebührenordnung

---

[40]) vgl. ZM 19—24/1980 und ZM 1—5/1981

Zahnärzte (1980/81), wie sie für den Teilabschnitt Prophylaxe in dem gemeinsamen Ausschuß von BDZ/KZBV/FVDZ in Zusammenarbeit mit den wissenschaftlichen Gesellschaften erarbeitet worden waren.

Die Beobachtungshäufigkeiten der PAR/PX-Positionen sind in Abb. 12 dargestellt.

Position	Titel	N
PAR 509	Befund	28
PAR 511	Therapiebesprechung	19
PAR 512 - 513	Scaling / Kurettage (Frontzahn / Seitenzahn) (pro Zahn)	120
PAR 516 - 517	Lappenoperation (Frontzahn / Seitenzahn) (pro Zahn)	41
PAR 520 - 522	Chirurgische Maßnahmen pro Eingriff	16
PAR 523	Schleimhauttransplantat (pro Transplantat)	11
Summe	**Gesamtzahl aller PAR - Messungen**	**235**
PX 100	Befunderhebung	68
PX 102	Erklärung PX	29
PX 104	Diagnoseindex	28
PX 105	Praktische Übungen	53
PX 107	Intensivprophylaxe (pro Zahn)	12
PX 109	Versiegelung (pro Zahn)	5
Summe	**Gesamtzahl aller PX - Messungen**	**195**

Abb. 12: Beobachtungshäufigkeit der PAR/PX-Positionen

4.3 Therapieschrittlisten

Um die Einheitlichkeit der Meßbedingungen sicherzustellen, wurde für die Meßbeobachtung jeder ausgewählten Leistungsposition eine Therapieschrittliste zugrunde gelegt, **an der sich die Zahnärzte bei der Erbringung der jeweiligen Leistung orientieren sollten.** Auf der einen Seite sollte durch die Anlehnung der Stichprobenzahnärzte an die vorgegebenen Therapieschrittlistenschemata eine methodische Vergleichbarkeit hinsichtlich der Beobachtungssituation sichergestellt werden. Auf der anderen Seite sollte einer lege-artis-orientierten Abarbeitung der ausgewählten Testpositionen Nachdruck verliehen werden. Dabei sollten die Schrittlisten aber **nicht** so engmaschig formuliert sein, daß sie quasi den Charakter von Vollzugsnormen erhielten, nach denen die Zahnärzte unter Herausdrängung ihres individuellen Arbeitsstiles ihr Handeln hätten ausrichten müssen (s. Abb. 13).

Die verwendeten Therapieschrittlisten hatten somit

— den meßmethodischen Status einer **Grobstrukturierung** der Meßsituation und

— dienten als **Codierungsraster** zur Erfassung und Abspeicherung der anfallenden Meßwerte.

Um das gemessene Leistungsgeschehen inhaltlich besser strukturieren und rekonstruieren zu können, wurden die Therapieschrittlisten so gestaltet, daß die beobachteten Einzelschritte nach wichtigen Unterkategorien geordnet werden konnten (s. Abb. 14–21).

Ziele:
o Grundstrukturierung der Handlungssituation im Rahmen des Tests
o Codierungsraster zur Parameterabspeicherung
o Ausschließliche Zentrierung auf ärztliche Tätigkeit

Struktur:
o Differenzierung nach Sitzungsfrequenz
o Differenzierung nach Arbeitsdimensionen
 - zahnmedizinische Tätigkeit (im engeren Sinne)
 - Rüsttätigkeit
 - Patienteninteraktion
 - Verwaltung

Abb. 13: Aufbau der Therapieschrittlisten

Das EDV Rastersystem

01	BEFUND	925a	ROE 2	8a	VITALITÄTSPRÜFUNG
1	Vorbereitung	1	Vorbereitung	1	Vorbereitung
2	Begrüßung	2	Begrüßung	2	Begrüßung
3	Händewaschen	3	Händewaschen	3	Händewaschen
-		-		-	
5	Pat.Vorbereitung	5	Pat.Vorbereit.	5	Pat.Vorbereitung
6	Anamnese	6	Anamnese	-	
-		-		-	
8	Pat.Aufklärung	-		8	Pat.Aufklärung
-		-		-	
11	Extraoralbefund	11	ROE.Buch/Kartei	11	Vipr.
12	Intraoralbefund	12	Film Einlegen	-	
13	Zahnstatus	13	Einweisung d.Pat.	-	
14	Diktat d.Status	14	Aufnahme	-	
-		15	Entwicklung	15	2.Zähne
-		16	Einordnung Filme	16	3 Zähne
-		17	Röntgenbefund	17	4 Zähne
-		-		18	5 Zähne
-		-		-	
-		-		-	
-		-		-	
-		-		-	
-		-		-	
-		27	Verabschiedung	27	Verabschiedung
28	Karteikarte	-		28	Karteikarte
-		-		-	
30	Sonstiges	30	Sonstiges	30	Sonstiges

12	BES. MASSNAHME	13a	KAV. 1 FL.	13b	KAV. ZWEIFL.
-		1	Vorbereitung	1	Vorbereitung
-		2	Begrüßung	2	Begrüßung
-		3	Händewaschen	3	Händewaschen
-		-		-	
-		5	Pat.Vorbereit.	5	Pat.Vorbereitung
-		6	2 Kav.	6	2 Kavit.
-		7	3 Kav.	7	3 Kavit.
-		8	4 Kav.	8	4 Kavit
9	Trockenlegung	9	Trockenlegung	9	Trockenlegung
-		10	5 Kav.	10	5 Kavit.
11	BMF	-		11	Schu.d.Nachbarz.
-		12	Präparation	12	Präparation
-		13	Exkav. u. Finieren	13	Exkav.u.Finieren
-		14	Unterfüllung	14	Unterfüllung
-		15	Matrize	15	Matrize
-		16	Ätzen	16	Ätzen
-		17	Füllen	17	Füllen
-		18	Warten/Aushärten	18	Warten/Aushärten
-		19	Matrize Entfernen	19	Entfernen Matrize
-		20	Konturierung	20	Konturierung
-		21	Artikulation	21	Artikulation
-		22	Gingival Toilette	-	
-		23	Finieren/Politur	-	
-		24	6 Kav.	24	Finieren/Politur
-		25	7 Kav.	-	
-		26	Verhaltensmaßr.	26	Verhaltensmaßreg.
-		27	Verabschiedung	27	Verabschiedung
-		28	Karteikarte	28	Karteikarte
-		29	8 Kav.	-	
30	Sonstiges	30	Sonstiges	30	Sonstiges

Abb. 14: EDV-bezogene Codierungsschemata für Therapieschritte (konserv./chir. Pos.)

13c KAV. MEHRFL.		18a STIFTAUFBAU		19b PROV. KR	
1	Vorbereitung	1	Vorbereitung	1	Vorbereitung
2	Begrüßung	2	Begrüßung	2	Begrüßung
3	Händewaschen	3	Händewaschen	3	Händewaschen
-		-		4	1 PKR
5	Pat.Vorbereitung	5	Pat.Vorbereit.	5	Pat.Vorbereit.
6	2 Kav.	-		6	2 PKR
7	3 Kav.	-		7	3 PKR
8	4 Kav.	8	Pat.Aufklärung	8	Pat.Aufklärung
9	Trockenlegung	-		9	4 PKR
10	5 Kav.	-		10	5 PKR
11	Schu.d.Nachbarz.	11	Lokale Untersuch.	11	Kontr.St./Löffel
12	Präparation	12	Präparation	12	Abdruck vorher
13	Exkav.u.Finieren	13	Anpassung d. Stif.	13	Abdr.Vorber.u.Anmisch.
14	Unterfüllung	14	Abformen	14	KST.-Polymerisation
15	Matrize	15	Abform.Gegenkief.	15	Ausarb. Grob
16	Ätzen	16	Stumpf.Säubern	16	Reponieren
17	Füllen	17	Einprobe	17	Gingival Toilette
18	Warten/Aushärten	18	Artikulation	18	Ausarb. Fein
19	Matrize entfernen	19	Aufbauf. Säubern	19	Einprobe
20	Konturierung	20	Kanal Säubern	20	Säubern/Stumpf/PKR
21	Artikulation	21	Eingliedern	21	Zementieren
22	Gingivaltoilette	22	Wartezeit	22	Wartezeit
23	Finieren/Politur	23	Gingivaltoilette	23	Zem.Entf.KT
-		-		24	6 PKR
-		-		25	7 PKR
26	Verhaltensmaßr.	-		26	Verhaltensmaßr.
27	Verabschiedung	27	Verabschiedung	27	Verabschiedung
28	Karteikarte	28	Karteikarte	28	Karteikarte
-		29	Modelle LabAuftr.	29	PKR
30	Sonstiges	30	Sonstiges	30	Sonstiges

20d STUF.KR.		23 ENTF.KRO.BRÜ.		28 VIT. EX.	
1	Vorbereitung	1	Vorbereitung	1	Vorbereitung
2	Begrüßung	2	Begrüßung	2	Begrüßung
3	Händewaschen	3	Händewaschen	3	Händewaschen
4	2 Stümpfe	-		-	
5	Pat.Vorbereitung	5	Pat.Vorbereit.	5	Pat.Vorbereitung
6	3 Stümpfe	-		-	
7	4 Stümpfe	7	Befund	-	
8	Pat.Aufklärung	8	Pat.Aufklärung	8	Pat.Aufklärung
9	5 Stümpfe	-		9	Trockenlegung
10	6 Stümpfe	-		10	ROE (Bilder)
11	Präparieren	11	Trennen/Ultrasch.	11	Desinf.Zahn
12	Überprüfung	12	Entfernen d. Krone	12	Cavum Kanaleing.
13	Finieren	13	Säubern	13	Blutstillung
14	Abformung	14	Glätten	14	Zugang Kanaleing.
15	Abform.d.Gegenk.	-		15	Exstirpation
16	Bissnahme	-		-	
17	Stumpf Säubern	17	2 Kronen	-	
18	Einprobe	18	3 Kronen	18	2 Kanäle
19	Korrektur	19	4 Kronen	19	3 Kanäle
20	Krone Säubern	20	5 Kronen	20	4 Kanäle
21	Krone Eingliedern	21	6 Kronen	-	
22	Wartezeit	-		-	
23	Gingivaltoilette	-		-	
25	Kontrolle	-		-	
26	Verhaltensmaßr.	-		-	
27	Verabschiedung	-		-	
28	Karteikarte	28	Karteikarte	28	Karteikarte
29	Modelle LabAuftr.	-		-	
30	Sonstiges	30	Sonstiges	30	Sonstiges

Abb. 15: EDV-bezogene Codierungsschemata für Therapieschritte (konserv./chir. Pos.)

32	WK AUFB.	35	WK FÜ.	40	INFILT. AN.
1	Vorbereitung	1	Vorbereitung	1	Vorbereitung
2	Begrüßung	2	Begrüßung	2	Begrüßung
3	Händewaschen	3	Händewaschen	3	Händewaschen
-		-		-	
5	Pat.Vorbereit.	5	Pat.Vorbereit.	5	Pat.Vorbereit.
-		-		6	Anamnese
-		-		-	
8	Pat.Aufklärung	8	Pat.Aufklärung	8	Pat.Aufklärung
9	Trockenlegung	9	Trockenlegung	-	
10	ROE (Bilder)	10	ROE (Bilder)	-	
11	Desinfektion	11	Desinfektion	11	Spritze Aufziehen
12	Kanaleingang	12	PV-Entfernung	12	Desinfektion
13	Kanalerweiterung	13	Trocknung WK	13	Injektion
14	Kanalaufbereitung	14	Wurzelfüllung	14	Wartezeit
15	Kanaltrocknung	15	PV	-	
-		-		17	2 Spritzen
18	2 Kanäle	18	2 Kanäle	18	3 Spritzen
19	3 Kanäle	19	3 Kanäle	19	4 Spritzen
20	4 Kanäle	20	4 Kanäle	20	5 Spritzen
-		-		21	6 Spritzen
-		-		-	
-		-		-	
-		-		-	
-		26	Verhaltensmaßr.	-	
-		-		-	
28	Karteikarte	-		-	
-		-		-	
30	Sonstiges	30	Sonstiges	30	Sonstiges

41a	LEITUNGSAN.	44	EXTR. MEHRW.	47	OST.
1	Vorbereitung	1	Vorbereitung	1	Vorbereitung
2	Begrüßung	2	Begrüßung	2	Begrüßung
3	Händewaschen	3	Händewaschen	3	Händewaschen
-		-		4	Chir.Händedes.
5	Pat.Vorbereit.	5	Pat.Vorbereit.	5	Pat.Vorbereit.
6	Anamnese	6	Anamnese	-	
-		-		-	
8	Pat.Aufklärung	8	Pat.Aufklärung	8	Pat.Aufklärung
-		-		-	
-		-		10	ROE (Bilder)
11	Spritze Aufziehen	11	Extraktion	11	Desinfektion
12	Desinfektion	12	Exkochleation	12	Schnittführung
13	Injektion	13	Knochenkanten	13	Zahnentfernung
14	Wartezeit	14	Kompression	14	Toilette d.Alveol
-		15	Naht	15	Naht
-		16	Aufbißtupfer	16	Rezept
17	2 Spritzen	17	Rezeptierung	-	
18	3 Spritzen	-		-	
-		-		19	2 Zähne
-		20	2 Zähne	20	3 Zähne
-		21	3 Zähne	-	
-		22	4 Zähne	-	
-		23	5 Zähne	-	
-		24	6 Zähne	-	
-		-		-	
-		26	Verhaltensmaßr.	26	Verhaltensmaßr.
-		27	Verabschiedung	27	Verabschiedung
-		28	Karteikarte	28	Karteikarte
-		-		-	
30	Sonstiges	30	Sonstiges	30	Sonstiges

Abb. 16: EDV-bezogene Codierungsschemata für Therapieschritte (konserv./chir. Pos.)

48	OST. 2	54a	WURZELRES. FZ	97a	TO OK
1	Vorbereitung	1	Vorbereitung	1	Vorbereitung
2	Begrüßung	2	Begrüßung	2	Begrüßung
3	Händewaschen	3	Händewaschen	3	Händewaschen
4	Chir.HändeDes.	4	Chir.HändeDes.	-	
5	Pat.Vorbereit.	5	Pat.Vorbereit.	5	Pat.Vorbereitung
-		-		7	Befund
8	Pat.Aufklärung	8	Pat.Aufklärung	8	Pat.Aufklärung
-		-		-	
10	ROE (Bilder)	10	ROE (Bilder)		
11	Desinfektion	11	Desinfektion	11	Situationsabform.
12	Schnittführung	12	Schnittführung	12	Löffelüberprüf.
13	Zahnentfernung	13	Trep. u. W-Entf.	13	Konturierung
14	Toilette d. Alveol	14	Kürettage	14	Abformung
15	Naht	15	Apicale Kav.	15	Abbindezeit
16	Rezept	16	Naht	16	Kontrolle
-		-		17	Relationsbest.
-		-		18	Zahnfarbe
-		-		19	1. Einprobe
-		-		20	Eingliederung
-		-		21	Artikulation
-		-		22	Prothesenbasis
-		-		23	Druckstellen
-		-		24	Wiedereinsetzen
-		-		25	Kontrolle
26	Verhaltensmaßr.	26	Verhaltensmaßr.	26	Verhaltensmaßr.
27	Verabschiedung	27	Verabschiedung	27	Verabschiedung
28	Karteikarte	28	Karteikarte	28	Karteikarte
-		-		29	Modelle Labortr.
30	Sonstiges	30	Sonstiges	30	Sonstiges

97b	TO UK	98b	FUNKT.ABDR. OK	98c	FUNKT.ABDR. UK
1	Vorbereitung	1	Vorbereitung	1	Vorbereitung
2	Begrüßung	2	Begrüßung	2	Begrüßung
3	Händewaschen	3	Händewaschen	3	Händewaschen
-		-		-	
5	Pat.Vorbereitung	5	Pat.Vorbereit.	5	Pat.Vorbereitung
-		-		-	
7	Befund	7	Befund	7	Befund
8	Pat.Aufklärung	8	Pat.Aufklärung	8	Pat.Aufklärung
-		-		-	
11	Situationsabform.	11	Situationsabform.	11	Situationsabform.
12	Löffelüberprüf.	12	Löffelüberpr.	12	Löffelüberpr.
13	Konturierung	13	Konturierung	13	Konturierung
14	Abformung	14	Abformung	14	Abformung
15	Abbindezeit	15	Abbindezeit	15	Abbindezeit
16	Kontrolle	-		-	
17	Relationsbestimmung	-		-	
18	Zahnfarbe	-		-	
19	1. Einprobe	-		-	
20	Eingliederung	-		-	
21	Artikulation	-		-	
22	Prothesenbasis	-		-	
23	Druckstellen	-		-	
24	Wiedereinsetzen	-		-	
25	Kontrolle	25	Kontrolle	25	Kontrolle
26	Verhaltensmaßr.	-		-	
27	Verabschiedung	27	Verabschiedung	27	Verabschiedung
28	Karteikarte	28	Karteikarte	28	Karteikarte
29	Modelle Labortr.	29	Modelle Labortr.	29	Modelle Labortr.
30	Sonstiges	30	Sonstiges	30	Sonstiges

Abb. 17: EDV-bezogene Codierungsschemata für Therapieschritte (konserv./chir. Pos.)

100b	ERW. PROTH.	100f	IND. UNTERF. OK	100g	IND. UNTERF. UK
1	Vorbereitung	1	Vorbereitung	1	Vorbereitung
2	Begrüßung	2	Begrüßung	2	Begrüßung
3	Händewaschen	3	Händewaschen	3	Händewaschen
-		-		-	
5	Pat.Vorbereit.	5	Pat.Vorbereitung	5	Pat.Vorbereit.
-		7	Befund	7	Befund
8	Pat.Aufklärung	8	Pat.Aufklärung	8	Pat.Aufklärung
-		-		-	
11	Ktr.Proth.u.Löffel	11	Funktionsrand	11	Funktionsrand
12	Abdruck	12	Randgestaltung	12	Randgestaltung
13	Kontrolle Abdruck	13	Vorber. Abformung	13	Vorber.Abformung
14	Gegenkiefer + Biß	14	Abformung	14	Abformung
15	Eingliederung	15	Abbindezeit	15	Abbindezeit
16	Artikulation	16	Eingliederung	16	Eingliederung
17	Korrektur P-Basis	17	Artikulation	17	Artikulation
-		18	Korrektur	18	Korrektur
-		19	Druckstellen	19	Druckstellen
-		-		-	
-		-		-	
-		-		25	Kontrolle
25	Kontrolle	25	Kontrolle	26	Verhaltensmaßr.
26	Verhaltensmaßr.	26	Verhaltensmaßr.	27	Verabschiedung
27	Verabschiedung	27	Verabschiedung	28	Karteikarte
28	Karteikarte	28	Karteikarte	29	Modelle Labortr.
29	Modelle Labor	29	Modelle Labortr.	30	Sonstiges
30	Sonstiges	30	Sonstiges		

107	ZST. ENTF.	P200	PAR
1	Vorbereitung	1	Vorbereitung
2	Begrüßung	2	Begrüßung
3	Händewaschen	3	Händewaschen
		4	Chir.Händedes.
5	Pat.Vorbereit.	5	Pat.Vorbereit.
-		6	2 Parodontien
-		7	3 Parodontien
-		8	Pat.Aufklärung
-		9	4 Parodontien
-		10	ROE (Bilder)
11	ZST. Entfernen	11	Desinfektion
12	Politur	12	Taschentiefen
13	Säubern	13	Schnitt
-		14	Interdentalmesser
-		15	Freipräparieren
-		16	Kürettage
-		17	Lappen Säubern
-		18	Lappen Reposition
-		19	Nähte
-		20	Kompression
-		21	Wundverband
-		22	5 Parodontien
-		23	6 Parodontien
-		24	7 Parodontien
-		25	Kontrolle
26	Verhaltensmaßr.	26	Verhaltensmaßr.
27	Verabschiedung	27	Verabschiedung
28	Karteikarte	28	Karteikarte
-		29	mehr Parodontien
30	Sonstiges	30	Sonstiges

Abb. 18: EDV-bezogene Codierungsschemata für Therapieschritte (konserv./chir. Pos.)

509	PAR. BEFUND	511	THERAP. BESPRECH.	512	SCALING + KÜR. FZ
1	Vorbereitung	1	Vorbereitung	1	Vorbereitung
2	Begrüßung	2	Begrüßung	2	Begrüßung
3	Händewaschen	3	Händewaschen	3	Händewaschen
-		-		4	Chir.HändeDes.
5	Pat.Vorbereit.			5	Pat.Vorbereit.
6	Anamnese			6	ROE/Bef.Unterlag.
7	Befund			7	Instrumentierung
-		8	Pat.Aufklärung	8	Pat.Aufklärung
9	Lockerung/Perkus.			-	
-		-		10	Taschentiefen
-		-		11	Desinfektion
12	Taschentiefe/Furkat.	-		-	
13	Funktionsbefund			13	Scaling
14	Befunderheb.Bogen			14	Wurzelglättung
-		-		15	Kürettage
-		-		16	Spülung
-		-		17	Naht
-		-		18	Adaptation+ Verb.
20	Pat.Besprechung	20	Befund+Thrp.Bspr.	-	
-		-		-	
-		-		-	
-		-		-	
-		-		-	
-		-		27	Verhaltensmaßr.
28	Verabschiedung	28	Verabschiedung	28	Verabschiedung
29	Karteikarte	29	Karteikarte	29	Karteikarte
30	Sonstiges	30	Sonstiges	30	Sonstiges

513	SCALING + KÜR. SZ	516	ZAHNFL.LAP.OP. FZ	517	ZAHNFL.LAP.OP. SZ
1	Vorbereitung	1	Vorbereitung	1	Vorbereitung
2	Begrüßung	2	Begrüßung	2	Begrüßung
3	Händewaschen	3	Händewaschen	3	Händewaschen
4	Chir.HändeDes.	4	Chir.HändeDes.	4	Chir.HändeDes.
5	Pat.Vorbereit.	5	Pat.Vorbereit.	5	Pat.Vorbereit.
6	ROE/Bef.Unterlag.	-		-	
7	Instrumentierung	7	Instrumentierung	7	Instrumentierung
8	Pat.Aufklärung	8	Pat.Aufklärung	8	Pat.Aufklärung
10	Taschentiefen	10	ROE/Bef.Unterlag.	10	ROE/Bef.Unterlag.
11	Desinfektion	11	Des. d. Wundgeb.	11	Des. d. Wundgeb.
-		12	Schnittführung	12	Schnittführung
13	Scaling	13	Kürettage/Glättung	13	Kürettage/Glättung
14	Wurzelglättung	-		-	
15	Kürettage	15	Adaptation	15	Adaptation
16	Spülung	16	Parodontalverband	16	Parodontalverband
17	Naht	17	Naht	17	Naht
18	Adapt.+Verband	-		-	
27	Verhaltensmaßr.	27	Verhaltensmaßr.	27	Verhaltensmaßr.
28	Verabschiedung	28	Verabschiedung	28	Verabschiedung
29	Karteikarte	29	Karteikarte	29	Karteikarte
30	Sonstiges	30	Sonstiges	30	Sonstiges

Abb. 19: EDV-bezogene Codierungsschemata für Therapieschritte (PAR/PX-Pos.)

520	CHIR.MASSN.		
521			
522		523	SCHLEIMHT.TRANSPL.

1	Vorbereitung	-	
2	Begrüßung	-	
3	Händewaschen	3	Händewaschen
4	Chir.HändeDes.	4	Chir.HändeDes.
5	Pat.Vorbereit.	-	
-		-	
7	Instrumentierung	-	
8	Pat.Aufklärung	-	
-		-	
-		-	
-		-	
12	Schnittführung	-	
13	Naht/Präparation	-	
14	Empfängerbett/Naht	-	
-		15	Transplantatsentn.
-		16	Naht oder Kleber
-		17	Wundverband
-		-	
-		-	
-		-	
-		-	
-		-	
-		-	
-		-	
27	Verhaltensmaßr.	27	Verhaltensmaßr.
28	Verabschiedung	28	Verabschiedung
29	Karteikarte	29	Karteikarte
30	Sonstiges	30	Sonstiges

100	BEFUNDERHEBUNG PX	102	ERKLÄRUNG PX	104	DIAGNOSEINDEX
1	Vorbereitung	1	Vorbereitung	1	Vorbereitung
2	Begrüßung	2	Begrüßung	2	Begrüßung
3	Händewaschen	3	Händewaschen	3	Händewaschen
-		-		-	
-		-		-	
-		-		-	
8	Pat.Aufklärung	8	Pat.Aufklärung	8	Pat.Aufklärung
		9	Demo Modell/Mund	-	
10	Befunderhebung	10	Trias d. PX	10	Bef.Erheb./Index
11	Vorsorgeheft	11	Mittel zur Reinig.	11	Vorsorgeheft
12	Bef.Erklär./Plan.	12	Motivierung	12	Bespr. d. Fundes
13	Aktivierung	13	Wissensprüfung	13	Aktivierung
14	Reinig./Zahnoberf.	14	Zahnzwischenräume	-	
-		15	Fluoridinfo	-	
-		16	Medieneinsatz	-	
-		-		-	
-		-		-	
-		-		-	
-		-		-	
-		-		-	
-		-		-	
-		-		-	
28	Verabschiedung	28	Verabschiedung	28	Verabschiedung
29	Karteikarte	29	Karteikarte	29	Karteikarte
30	Sonstiges	30	Sonstiges	30	Sonstiges

Abb. 20: EDV-bezogene Codierungsschemata für Therapieschritte (PAR/PX-Pos.)

105	PRAKT. ÜBUNGEN	107	SCALING/GLÄTTUNG	109	KONDIT./VERSIEG.
1	Vorbereitung	1	Vorbereitung	1	Vorbereitung
2	Begrüßung	2	Begrüßung	2	Begrüßung
3	Händewaschen	3	Händewaschen	3	Händewaschen
-		4	1 Zahn	-	
-		5	2 Zähne	-	
-		6	3 Zähne	-	
-		7	4.Zähne	-	
-		8	Pat.Aufklärung	8	Pat.Aufklärung
9	Best. Putzmeth.	9	5 Zähne	9	Trockenl./Spanngum.
10	Anw. Za.Helferin	10	Scaling	10	Konditionierung
11	Prakt.Übung/Modell	11	Wurzelglättung	11	Versiegelung
12	Aktivierung	12	Wundtoil./Kompr.	-	
13	Korr.d.Zahnputzmeth.	13	6 Zähne	-	
14	Spez.Hilfsm./Demo/Üb.	14	7 Zähne	-	
-		15	8 Zähne	-	
16	Remotivation	16	Zahnfleischverb.	-	
-		-		-	
-		-		-	
-		19	Schärf.d.Instrum.	-	
-		-		-	
-		-		-	
-		-		-	
-		-		-	
-		-		-	
-		-		-	
-		-		-	
-		27	Verhaltensmaßr.	-	
28	Verabschiedung	28	Verabschiedung	28	Verabschiedung
29	Karteikarte	29	Karteikarte	29	Karteikarte
30	Sonstiges	30	Sonstiges	30	Sonstiges

Abb. 21: EDV-bezogene Codierungsschemata für Therapieschritte (PAR/PX-Pos.)

5 Auswahl der Zahnärzte

Die Auswahl der Zahnärzte, bei denen die Messungen erfolgen sollten, hatte sich an den grundsätzlichen Forschungszielen zu orientieren.

5.1 Für den Bereich konservierende Zahnheilkunde, Chirurgie und Prothetik

Für die Untersuchungsbereiche konservierende Maßnahmen, Chirurgie und Prothetik wurde aufgrund der Erfahrungen des Pilotprojektes eine Zahnarztstichprobe von n = 30 vorgesehen, der Meßzeitraum sollte je eine Arbeitswoche (5 Tage) betragen.

Auf zwei unterschiedlichen Wegen wurde versucht, niedergelassene Zahnärzte aus der Bundesrepublik und Berlin für die Teilnahme an der Erhebung zu gewinnen.

Der eine Weg führte über die Mitglieder der projektbegleitenden Arbeitsgruppe zu Kontakten mit niedergelassenen Zahnärzten nach dem „Schneeballsystem".

Der andere Weg führte über eine Aufrufkampagne in den „Zahnärztlichen Mitteilungen (ZM)" (Heft 13 vom 1.7.1983)[41] zur Kontaktaufnahme mit niedergelassenen Zahnärzten. Insgesamt ergab sich auf diese Weise ein Bruttoansatz von N = 232 Zahnärztinnen und Zahnärzten, die bereit waren, an den Erhebungen mitzuwirken. Sowohl bei der persönlichen Kontaktaufnahme als auch in der Aufrufkampagne wurde auf den Stellenwert der Therapieschrittlisten im Rahmen der empirischen Erhebung hingewiesen.

Allen 232 Zahnärzten wurde in einem **zweiten Schritt** ein speziell entwickelter Kurzfragebogen zugeschickt, der relevante sozio-demographische Merkmale abfragte, um einen Überblick über die Struktur der Untersuchungsinteressenten zu bekommen. Bei diesen Merkmalen handelte es sich um Aspekte wie Alter, Geschlecht, Praxisgröße, Personalstand, Schwerpunkte im zahnärztlichen Arbeiten, Praxisorganisationstyp usw.

---

[41] ZM, Heft 13, Juli 1983, S. 1446

In einem **dritten Schritt** wurde auf der Grundlage der so erhaltenen soziodemographischen Strukturinformationen aus der Grundstichprobe eine Nettostichprobe für die empirische Erhebung von n = 30 Praxen gebildet. Dabei kam strukturell das sogenannte Quotenverfahren zur Anwendung, d. h. es wurde angestrebt, relevante Ausprägungen der Grundgesamtheit zu berücksichtigen. Es sollten also ältere und jüngere Zahnärzte, Zahnärzte weiblichen und männlichen Geschlechtes, kleine wie große Praxen etc. untersucht bzw. berücksichtigt werden. Bei dieser Vorgehensweise war es nur begrenzt möglich, ein repräsentatives Bild der Grundgesamtheit (hier also: niedergelassene Zahnärzteschaft in der Bundesrepublik Deutschland und Berlin) zu erhalten. Aufgrund der Nettostichprobengröße von n = 30 Zahnärzten stellte das Quotenverfahren in diesem Falle jedoch die optimale Methode der Stichprobenauswahl dar.[42]

Im einzelnen wurde in zwei Stufen folgendermaßen vorgegangen (s. Abb. 22):

1) Zunächst wurden aus der vorliegenden Gesamtpopulation 4 regionale „Cluster" (Untergruppen) für 4 Großstädte und ihre Einzugsbereiche gebildet.

2) Innerhalb dieser 4 Gruppen wurde eine Schichtung nach den maßgeblichen soziodemographischen und praxisspezifischen Merkmalen durchgeführt, um trotz der kleinen Stichprobengröße eine größtmögliche Annäherung an eine Quotenverteilung zu erreichen. Die 30 Praxen der (Netto-) Erhebungsstichprobe verteilten sich wie folgt auf die 4 ausgewählten Regionalräume.

Einzugsbereich	Anzahl Praxen
Köln	7
München	8
Stuttgart	9
Berlin (West)	6
Summe	30

Die Durchsicht der Häufigkeitsverteilungen über die wesentlichen Stichprobenmerkmale der Nettostichprobe ergab folgendes Bild:

a) Die Geschlechteranteile der Netto-Stichprobe entsprachen weitgehend denen der Grundgesamtheit.

---

[42] vgl. zu dieser Problematik z. B. Bortz, J.: Lehrbuch der Statistik für Sozialwissenschaftler, Berlin, 1984, S. 361 f.

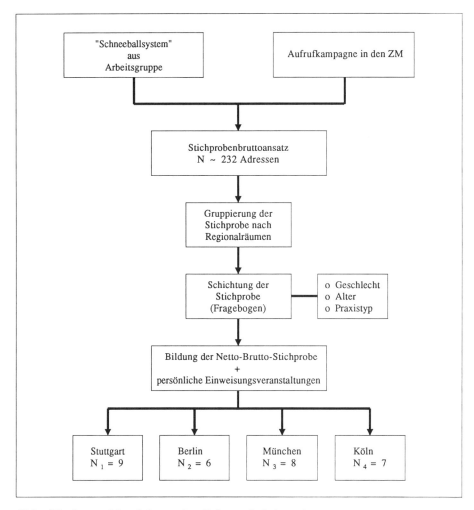

Abb. 22: Auswahlverfahren der Zahnarztstichprobe

b) In der Netto-Stichprobe waren jüngere Zahnärzte und Zahnärztinnen stärker vertreten als in der Gesamtpopulation, da bei dieser Altersgruppe die Bereitschaft zur Teilnahme sehr viel größer war.

c) Die Verteilung der Praxistypen und die regionale Zuordnung in der Erhebungsstichprobe entsprachen weitgehend den Relationen in der Grundgesamtheit, wobei Süddeutschland zu Lasten der Region „West" leicht überrepräsentiert war.

Für die Erhebungsarbeiten im Rahmen der „Ergänzungsstudie" (Mai 1985) wurde aus dem 30er-Pool mitarbeitender Zahnärzte eine Teilstichprobe von $n_e = 14$ Zahnärzten (in 12 unterschiedlichen Praxen) gezogen; in dieser Teilstichprobe wurden **Ergänzungsmessungen** für 4 Behandlungspositionen (98b/98c/100f/100g) und **Neumessungen** für 5 Positionen (13a/48/54a/19b/100b) durchgeführt.

5.2 Für den Bereich Parodontologie und Individualprophylaxe

Im Zentrum dieser Erhebung stand die arbeitswissenschaftliche Beobachtung parodontologischer und prophylaktischer Leistungen. Daher kamen von vornherein nur Zahnärzte für eine Stichprobenerhebung in Frage, die hinsichtlich der parodontologischen und/oder oralprophylaktischen Leistungserbringung über **ein gewisses Maß an Erfahrungsroutine** verfügten.

Auch sollten wegen einer versorgungsnahen Simulation der parodontologischen und prophylaktischen Leistungsgeschehnisse nur solche Zahnärzte berücksichtigt werden, die unter Praxisbedingungen, also im Status der selbständigen Niederlassung, die Abarbeitung der Leistungen zu realisieren bereit waren.

Entsprechend dieser allgemeinen Ausrichtung des Studienzieles erfolgte die Definition der „Grundgesamtheit", aus der die Zahnarztuntersuchungsstichprobe zu ziehen war und auf die sich die Ergebnisse rückbeziehen lassen sollten: Wegen des fachlichen Qualifikationskriteriums wurden alle Zahnärzte als Grundgesamtheit dieses Studienteiles definiert, die Mitglieder der Deutschen Gesellschaft für Parodontologie (DGP) und/oder Mitglieder der Arbeitsgemeinschaft „Individualprophylaxe" des Freien Verbandes Deutscher Zahnärzte waren. Insgesamt handelte es sich hier um einen Bestand von $N = 2095$ Adressen (Stand 1985).

Um sich ein differenziertes Bild auch über die soziodemographische Struktur dieser Grundgesamtheit machen zu können, wurde bei allen Adressen zunächst ebenfalls eine Strukturerhebung durchgeführt. Sie erfolgte auf schriftlichem Wege in Form eines strukturierten Fragebogens, in dem die Zahnärzte zu studienrelevanten persönlichen und praxisbezogenen Merkmalen befragt wurden. Der Rücklauf ausgefüllter Fragebogen dieser Grunderhebung betrug rund 61%, was einer absoluten Zahl von $n = 1278$ antwortenden Zahnärzten entsprach.

Das Fragebogendatenmaterial wurde EDV-gestützt aufbereitet und durch Häufigkeitszählungen hinsichtlich der interessierenden Merkmale transparent gemacht. Insbesondere wurde ein soziodemographischer Strukturvergleich zwischen solchen Zahnärzten, die in dem Fragebogen Projektmitarbeitsinteresse fest markiert hatten, und solchen Zahnärzten, die kein Interesse an einer Projektmitarbeit hatten, durchgeführt, um abklären zu können, inwieweit hier Besonderheiten derjenigen Teilgruppe berücksichtigt werden müssen, aus denen die endgültige Untersuchungsstichprobe zu ziehen war.

Da dieser Abgleich **keine statistischen Auffälligkeiten** erbrachte, konnte dann aus einer Teilgruppe von n = 235 Zahnärzten (= Gesamtheit der Zahnärzte mit Projektinteresse) der obigen Grundgesamtheit eine Stichprobe von n = 10 zahnärztlichen Praxisinhabern zusammengestellt werden. Als Auswahlmerkmale wurden hier berücksichtigt:

— Geschlecht

— Alter

— Behandlungsprofil PAR/PX

— Regionalraum

Das ermittelte Datenmaterial basiert also auf der arbeitswissenschaftlichen Beobachtung des zahnärztlichen Leistungsgeschehens in n = 10 Zahnarztpraxen. Der Meßzeitraum pro Praxiseinheit lag ebenfalls bei 5 Arbeitstagen, so daß für die Studie von einer **Gesamtzahl von 50 Arbeitstagen zahnärztlicher Berufswirklichkeit** unter den Bedingungen der Niederlassung in eigener Praxis auszugehen war.

Die Messungen selbst erfolgten kontinuierlich als Einzelleistungsbeobachtungen in den 50 Testtagen, so daß zur Einschätzung der Aussagefähigkeit eines bestimmten positionsspezifischen Erhebungswertes auf die jeweilige Gesamtzahl der Positionsbeobachtung zurückzugreifen ist.

Unstrittig handelt es sich bei einem Basisstichprobenumfang von n = 10 Zahnärzten um eine statistisch kleine Stichprobe. Auch wenn die Reichweite der vorgelegten Ergebnisse nur mittelbar (im Sinne der interindividuellen Varianz) auf der Ebene der Leistungsträger diskutiert werden kann, da die Ermittlungsebene letztlich beobachtete Einzelleistungen waren (also die positionsspezifische Gesamtbeobachtungshäufigkeit das eigentliche Bezugssystem abgibt), bleibt dennoch zu bedenken, daß die Ergebnisse aufgrund der hohen Streuung in der jeweiligen Beobachtungsmenge nicht in einem strengen mathematisch-statistischen Sinne als „repräsentativ" interpretiert werden dürfen. Der Aussagewert des PAR/PX-Datenmaterials ist vielmehr im **Erkennen von Tendenzen** zu sehen, aus denen das wertmäßige Zusammenspiel der verschiedenen untersuchten Leistungspositionen in groben Zügen abgeschätzt werden kann.

6 Die empirischen Erhebungen

Die Zahnärzte, welche sich zur Teilnahme an den arbeitswissenschaftlichen Erhebungen bereiterklärt hatten, wurden umfangreich in schriftlicher Form sowie durch **zentrale Studieneinweisungsveranstaltungen** über die Ziele und Durchführungsmodalitäten informiert (s. Abb. 23). Die Therapieschrittlisten wurden systematisch vorgestellt und die Zahnärzte gebeten, diese während des Erhebungszeitraumes möglichst vollständig abzuarbeiten. Das Meßsystem wurde präsentiert und erläutert, und es wurden organisatorische Vorbereitungen getroffen, wie z. B.

— die Festlegung des Meßzeitraumes in den einzelnen Praxen

— die räumlichen Möglichkeiten in den Praxen, die Unterbringung der Meßgeräte und des Meßtechnikers in einem separaten Raum, damit der Praxisbetrieb nicht gestört wurde, und

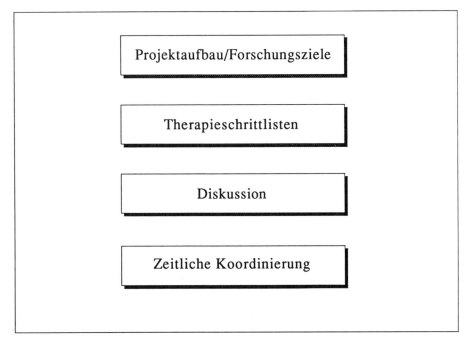

Abb. 23: Einweisung Nettostichprobe

— die langfristige Einplanung bestimmter Behandlungspositionen für die anstehenden Erhebungsarbeiten.

Es ist hervorzuheben, daß die Untersuchungszahnärzte starkes Interesse und großes Entgegenkommen zeigten. Sie hatten Vertrauen in das methodische Erhebungskonzept und waren deshalb zu umfangreicher Mitarbeit bereit. Dadurch wurde die Arbeit des Meßteams sehr erleichtert, was für alle Beteiligten ein angenehmes Klima schuf. Gerade dieser informelle Aspekt war den aufwendigen Untersuchungen sehr zuträglich.

Die Meßteams bestanden aus jeweils einem Meßtechniker zur Betreuung der Geräte und einem Zahnmediziner als Beobachter. Diese trafen jeweils einen Tag vor Beginn der Erhebung in der Praxis des Zahnarztes ein, um die Geräte zu installieren und eventuell noch offene Fragen, z. B. bezüglich des Praxisablaufes, zu klären.

Die eigentlichen Erhebungstage begannen mit dem Anlegen der Elektroden. Dabei wurde von dem Meßtechniker mit Hilfe eines Oszilloskopes überprüft, ob die Elektroden richtig saßen, d. h. ob die R-Zacke des EKG ausreichend ausgeprägt war. In gleicher Weise wurde im Tagesablauf überprüft, ob sich die Elektroden noch in der richtigen Position befanden. Nachdem die Elektroden angelegt waren, mußte der Zahnarzt ca. 10 Minuten im Liegen oder im Sitzen verharren, damit der Ruhepuls ermittelt werden konnte. Der Ruhepuls wurde am Ende des Arbeitstages nochmals erhoben.

Nach Beendigung der Vorarbeiten begann der Zahnarzt seine eigentliche Tätigkeit, wobei ihm der Beobachter folgte. **Der beobachtende Zahnmediziner stellte sich dazu so im Behandlungszimmer** auf, daß er die Arbeit des Zahnarztes einsehen konnte, den Behandlungsablauf durch seine Gegenwart jedoch nicht weiter beeinflußte. Der beobachtende Zahnmediziner identifizierte und registrierte die einzelnen Therapieschritte und übermittelte per Online-geschalteter Starttaste die Anfangs- und Endzeit der Therapieschritte an den Rechner. **Via Sprechfunk teilte er dem Meßtechniker dann mit, um welchen Arbeitsgang es sich jeweils handelte.** Auf der Grundlage der Therapieschrittlisten codierte der Techniker dann diese Information und speicherte sie zusammen mit der Zeitmessung im Rechner ab.

Die Patienten wurden vorab mit einem Handzettel und durch die Zahnarzthelferinnen darüber informiert, daß Beanspruchungsmessungen an „ihrem" Zahnarzt vorgenommen werden. Damit sollte erreicht werden, daß die bei den Patienten ohnehin häufig auftretenden Anspannungen nicht noch durch die Anwesenheit eines Unbekannten im Behandlungszimmer zusätzlich erhöht wurden, was möglicherweise eine erhöhte Beanspruchung für den behandelnden Zahnarzt bedeutet hätte.[43]

---

[43] vgl. Micheelis, W.: ebenda, 1984

In regelmäßigen Zeitabständen erhob der Beobachter die in den Behandlungsräumen herrschenden Umweltbedingungen und trug die Daten über Lärm, Temperatur und Luftfeuchtigkeit mit der entsprechenden Uhrzeit in ein spezielles Protokoll ein.

Es oblag dem zahnmedizinischen Beobachter ebenso, sonstige Störgrößen, wie etwa das Rauchen einer Zigarette oder das Trinken einer Tasse Kaffee während einer Behandlungspause, im Protokoll festzuhalten.

Der Fragebogen zur Ermittlung des subjektiven Anforderungserlebens wurde jeweils einmal am Tag — analog wie bei Haupt- und Ergänzungsstudie — nach Praxisschluß unter dem Eindruck der durchgeführten Leistungspositionen im Sinne einer Tagesbilanzierung von den Zahnärzten ausgefüllt. Diese mehrfache Meßwiederholung sollte einerseits Aufschluß über situations- und tagesspezifische Beurteilungsunterschiede geben und andererseits dazu dienen, durch statistische Mittelwertbildungen den Einfluß von „Ausreißerwerten" zu minimieren.

Um das erlebte Beanspruchungsgeschehen noch genauer bezüglich der situativen Wirkung bewerten zu können, hatte bei dem PAR/PX-Teil jeder Zahnarzt auch eine **aktuelle Einstufung der Anforderungshöhe** der beim Patienten gerade bearbeiteten Position auf der erwähnten sechsstufigen Skala vorzunehmen. Diese Einstufung erfolgte nur bzgl. der jeweiligen Gesamtposition und nicht bzgl. der einzelnen Behandlungsschritte und wurde mit den allgemeinen Einstufungen entsprechend verknüpft.

7 Auswertung

Die mittels Microcomputer und Diskettenlaufwerk auf Disketten abgespeicherten Daten wurden in einen Rechner eingelesen und mit Hilfe eines speziell entwickelten Programmes ausgewertet. Das Programm ermittelte u. a.:

a) die Anzahl der erhobenen Leistungspositionen

b) die absoluten Behandlungszeiten pro Leistungsposition

c) Häufigkeitsverteilung der Positionszeiten

d) die absoluten und durchschnittlichen Arbeitspulse pro Leistungsposition

Die Fragebögen zur subjektiven Beanspruchungseinschätzung wurden ebenfalls durch Datentransfer in einer Großrechenanlage mit Hilfe des Statistik-Programmpaketes SPSS[44]) ausgewertet, für Teilprobleme wurde das Tabellenkalkulationsprogramm Multiplan benutzt.

Bei den ermittelten und ausgewerteten Daten handelt es sich im wesentlichen je Behandlungsposition um die Mittelwerte zur Zeitmessung, Pulsmessung und subjektiven Anforderungseinstufung, der Streuung sowie der Extremwerte als zusätzlichen Ausdruck der Variationsbreite.

7.1 Verknüpfung der Daten

Nicht die getrennte Auswertung der einzelnen Meßwerte zur Beanspruchungsdauer und zum Ausmaß der physischen und psychischen Beanspruchung bildete das Ziel der Studien, sondern ihre Verknüpfung zu einem einheitlichen Index, der als **zusammenfassendes Maß für die bei verschiedenen Behandlungspositionen resultierende Beanspruchung des Zahnarztes aufgefaßt werden kann** (s. Abb. 24).

---

[44]) vgl. Nie, N. H., Hull, C. H. et al.: Statistical Package for the Social Sciences, SPSS, 1975, und Beutel, P. & Schubö, W.: Statistikprogrammsystem für die Sozialwissenschaften, SPSS 9, 1983

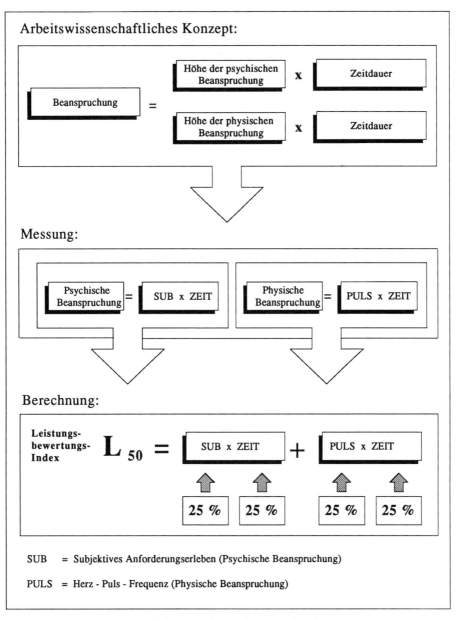

Abb. 24: Ermittlung des Leistungsbewertungsindex L_{50}

Diese Verknüpfung und Berechnung ließ sich sinnvoll erst dann vornehmen, wenn zuvor die Ausgangsparameter, d. h. je Behandlungsposition die Mittelwerte zur Zeitdauer, zum Arbeitspuls und zur subjektiven Beanspruchung, auf ein vergleichbares Zahlenniveau gebracht werden konnten. Diese Normierung erfolgte durch eine einfache lineare Transformation, in deren Folge alle Werte für Zeit, Arbeitspuls und subjektive Beanspruchung, gemittelt jeweils über alle Bereichspositionen, einen Mittelwert von 1 erhielten. Zugleich mußten die Skalenwerte für die subjektiven Einstufungen rechnerisch umgepolt werden (1 = niedrigster, 6 = höchster Wert), da auch bei Zeit und Puls höhere Werte einer höheren Beanspruchung entsprachen.

Eine Besonderheit bestand bei der Ermittlung des subjektiven Beanspruchungswertes für die Bereiche der Parodontologie und der Prophylaxe.[45] Dort ergab sich dieser Wert nicht einfach als Durchschnitt der jeweiligen Anforderungseinstufungen zur Behandlungsposition, vielmehr werden diese Einstufungen zuvor relativiert an den Häufigkeitseinschätzungen des Zahnarztes zum Vorkommen hoher, mittlerer und niedriger Anforderungen bei der jeweiligen Behandlungsposition (siehe hierzu auch oben).

Im folgenden soll die Verknüpfung der drei Parameter zum jeweiligen „Leistungsbewertungsindex" L_{50} sowie der **Vergleich dieser Indexwerte mit entsprechenden Werten des Bewertungsmaßstabes für Zahnärzte (BEMA/Stand 1981)** beschrieben werden. Für die rechnerische Bestimmung der Leistungs-Indexwerte waren folgende Teilschritte notwendig:

7.2 Berechnung des Leistungsbewertungsindex L_{50}

Die einzelnen Teilschritte der methodischen Vorgehensweise lassen sich folgendermaßen beschreiben:

1. Normierung der Ausgangsparameter

2. Verknüpfung der normierten Parameter zum Leistungsindex L_{50}

3. Transformation der Indexwerte zum Vergleich mit den BEMA-Punktwerten

Zu 1: Um die gemessenen Parameter für eine Verknüpfung vergleichbar zu machen, erfolgte eine Normierung der Meßwerte aller 3 Parameter auf den Mittelwert der jeweiligen Verteilung nach der Gleichung:

$Y_i = X_i / AM_x$

---

[45] vgl. Micheelis, W.: Mundgesundheitsberatung. Wie stark ist der Zahnarzt beansprucht?, Zahnärztl. Mitt., H. 18/1986, S. 1750—1753

wobei

Y_i = normierter Meßwert
X_i = Ausgangswert
AM_x = arithmetischer Mittelwert von X
i = Laufindex

Für die Position 01 („Eingehende Untersuchung") ergibt sich z. B. der normierte Zeitwert mit

Y_1 = 6.62 / 20.00
   = 0.33

Dabei ist:
6.62 = Zeitwert für Position 01
20.00 = Gesamtmittelwert der Zeiten aller Positionen
0.33 = normierter Zeitwert für Position 01

Die Werte der drei Verteilungen streuen um ihren gemeinsamen Mittelwert von 1, d. h.

$AM_{zeit} = AM_{puls} = AM_{subj} = 1$

Als Ergebnis der Normierung liegen somit alle Verteilungen auf demselben Niveau, ihre Werte sind vergleichbar und können miteinander verknüpft werden.

Zu 2: Um den numerischen Größenbereich der normierten Kennwerte beibehalten zu können, wurde die ursprüngliche Gleichung zur Berechnung des Leistungsindex:

$L_{50} = (t \times o) + (t \times s)$

folgendermaßen modifiziert:

$L_{50} = (\sqrt{t \times o} + \sqrt{t \times s}) / 2$

Dabei ist:
L_{50} = Leistungsbewertungsindex
t = normierte Zeitdaten
o = normierte Pulsdaten und
s = normierte Daten zum Anforderungserleben

Die Modifikation der multiplikativen bzw. additiven Verknüpfung erfolgte dabei in Analogie zum geometrischen bzw. arithmetischen Mittelwert.

Nach Umstellung der vorangegangenen Gleichung erhält man beispielsweise für die Position 01:

$$L_{50} = \sqrt{0.33} \times (\sqrt{0.89} + \sqrt{0.96}) / 2$$
$$= 0.57 \times (0.94 + 0.98) / 2$$
$$= 0.57 \times 1.92 / 2$$
$$= 1.10 / 2$$
$$= 0.55$$

Zu 3: Das Ziel des Berechnungsmodells bestand in einer differenzierenden Neuaufteilung der BEMA-Punktwerte auf der Grundlage der Struktur der Leistungsbewertungsdaten.

Dabei bildet das Verhältnis zwischen je 2 aller gemessenen Leistungspositionen das Gesamt dieser Struktur. Ein einzelner Quotient stellt dann das Grundelement des folgenden Berechnungsschrittes dar, mit:

$$V_{i,j} = X_i / X_j$$

wobei

$V_{i,j}$ = Verhältnis der Position i zur Position j,
X_i = L_{50} — Basiswert der Position i und
X_j = L_{50} — Basiswert der Position j ist.

Alle so definierten V-Werte ergeben insgesamt ein differenziertes Strukturbild der gemessenen Leistungspositionen.

Die Struktur der L_{50}-Werte wurde nun der Struktur der BEMA-Punktwerte gegenübergestellt, indem jede Verhältniszahl auf die Summe der beiden zugehörigen BEMA-Punktwerte projiziert wird:

$$Y_{i,j} = (X_i / X_j) \times (b_i + b_j)$$

Dabei ist:
$Y_{i,j}$ = Verhältnis der Position i zur Position j, bezogen auf die Summe der zugehörigen BEMA-Punktwerte

X_i, X_j = L_{50} — Basiswerte der Positionen i und j

b_i, b_j = BEMA — Punktwerte der Positionen i und j

Als Beispiel ergibt sich für die Positionen 01 und 925a:

$$Y_{2,1} = 0.40 / 0.55 \times (10 + 12)$$
$$= 0.73 \times 22$$
$$= 16.00$$

Alle nun ermittelten Leistungsbewertungsindices wurden im weiteren mit den damals gültigen Verrechnungswerten jeweils für die Bereiche konservierende Maßnahmen, Chirurgie und Prothetik verglichen.

Für den Bereich „Individualprophylaxe" bezieht sich die „GOZ-Vorgabe" bei der Vergleichsanalyse auf die analogen Bewertungen gemäß § 6 der GOZ von 1965, deren Anwendung von der Bundeszahnärztekammer bis zum Erlaß einer neuen Gebührenordnung-Zahnärzte empfohlen wurde. Für den Bereich „Parodontologie" bezieht sich die „KZBV-Vorgabe" bei der Vergleichsanalyse auf eine Fassung eines internen Entwurfes der Kassenzahnärztlichen Bundesvereinigung vom August 1985.

Auf dieser Basis wurden Vorschläge zu einer Korrektur, d. h. Auf- bzw. Abwertung der bisherigen Werte, gemacht, und zwar derart, **daß in der Gesamtheit die Punktsumme unverändert blieb, obwohl entsprechende Neugewichtungen vorgenommen wurden.**

Im folgenden sind die in den unterschiedlichen Studien erhobenen Daten getrennt einerseits für **konservierende Maßnahmen, Chirurgie** und **Prothetik** (s. Abb. 25), andererseits für **Parodontologie** und **Individualprophylaxe** (s. Abb. 26) dargestellt. Dies geschieht aus Gründen der Übersichtlichkeit wie der Transparenz, da so bestimmte Spezifika der Einzelerhebungen deutlicher gemacht werden können.

Wenn auch die Untersuchungen als solche mit ihren Daten getrennt dargestellt wurden, lassen sich für die verschiedenen Erhebungsteile gemeinsame Schlußfolgerungen ziehen.

Abb. 25: Gemessene Daten und Berechnung des Leistungsbewertungsindex L_{50}: konservierende/chirurgische/prothetische Positionen (s. S. 66).

Nr.		Leistungsposition	BEMA Punkte (1)	Häufigkeit (2)	Zeitdaten (3)	Pulsdaten (4)	Subj.-Daten (5)	Index L 50 (6)	L 50 (6.-1.) (7)
		konservierend							
1	01	Befund m. Beratung	10	385	6,62	10	3,38	13,78	+3,78
2	925 a	Röntgen 2	12	137	4,02	11	2,29	10,95	-1,05
3	8 a	Vitalitätsprüfung	16	142	1,31	8	1,63	6,72	-9,28
4	12	Bes. Maßn. Füllung	6	124	4,16	12	1,99	9,87	+3,87
5	13 a	Kavität einflächig	20	68	11,19	12	2,67	20,58	+0,58
6	13 b	Kavität zweiflächig	27	285	13,67	11	3,09	25,48	-1,52
7	13 c	Kavität mehrflächig	35	181	16,20	13	3,48	31,77	-3,23
8	23	Entf. von Kronen	16	33	10,01	10	3,05	19,15	+3,15
9	28	Vitalextirpation	20	15	7,07	10	3,63	17,21	-2,79
10	32	Wurzelkanalaufbereitung	20	74	12,08	10	4,29	22,78	+2,78
11	35	Wurzelkanalfüllung	10	58	9,24	10	3,63	16,17	+6,17
12	40	Infiltr. - Anästhesie	8	333	3,35	11	3,13	10,03	+2,03
13	41 a	Leitungsanästhesie	12	143	3,78	12	3,90	12,09	+0,09
14	44	Extrakt. mehrwurzelig	12	81	9,09	15	4,60	19,24	+7,24
15	47	Extr. d. Osteotomie	48	13	32,93	15	5,20	62,29	+14,29
16	48	Ost. b. Zahnverlagerung	72	13	34,96	16	5,69	85,48	+13,48
17	54 a	Wurzelres. Frontzahn	72	12	37,75	15	5,16	85,27	+13,27
18	107	Zahnstein entfernen	16	179	9,13	11	2,50	16,96	+0,96
		SUMME konserv.	432	2276	226,56	213	63,31	485,82	+53,82
		MITTELWERT konserv.	24,00	126,44	12,59	11,83	3,52	26,99	2,99
		STREUUNG konserv.	20,23	112,18	11,13	2,18	1,14	24,53	6,19
		prothetisch							
19	18 a	Stiftaufbau	60	17	39,19	10	3,51	63,76	+3,76
20	19 b	Provisor. Krone	20	25	14,58	11	2,75	22,87	+2,87
21	20 d	Stufenkrone	180	123	48,01	13	4,19	175,53	-4,47
22	97 a	Tot. Prothese OK	250	19	65,16	11	3,85	254,05	+4,05
23	97 b	Tot. Prothese UK	290	16	65,16	11	4,11	294,48	+4,48
24	98 b	Funktionsabdr. OK	60	23	22,80	14	3,59	53,54	-6,46
25	98 c	Funktionsabdr. UK	90	17	23,16	10	3,92	66,46	-23,54
26	100 b	Erw. Proth. mit Abdruck	40	21	16,47	13	2,41	32,86	-7,14
27	100 f	Ind. Unterf. OK	70	14	26,04	12	3,00	58,08	-11,92
28	100 g	Ind. Unterf. UK	100	15	33,09	10	3,21	81,05	-18,95
		SUMME proth.	1160	290	353,66	115	34,54	1102,68	-57,32
		MITTELWERT proth.	116,00	29,00	53,37	11,50	3,45	110,27	-5,73
		STREUUNG proth.	92,28	33,22	18,67	1,43	0,60	96,25	9,99
29	P 200	Parodontopathien	30	29	18,08	10	5,04	33,50	+3,50
		SUMME GESAMT	1622	2595	598,30	338	102,89	1622,00	0,00
		MITTELWERT GESAMT	55,93	89,48	20,63	11,66	3,55	55,93	0,00
		STREUUNG GESAMT	70,38	101,54	17,51	1,91	0,99	70,38	8,56

Nr.	Behandlungsposition	KZBV bzw. GO-Z Vorg. (1)	Häufigkeit (2)	Zeit (3)	Puls (4)	Subj. Anf. (rel.) (5)	L.50 Index (6)	Differenz (7)
1	PAR 509	50,00	28	21,44	11,68	1,63	54,89	+4,89
2	PAR 511	30,00	19	9,39	11,84	1,53	27,56	-2,44
3	PAR 512	25,00	61	4,32	14,87	1,77	18,85	-6,15
4	PAR 513	30,00	59	5,37	15,20	2,21	24,31	-5,69
5	PAR 516	40,00	20	7,44	12,10	2,96	33,57	-6,43
6	PAR 517	50,00	21	14,83	13,57	3,79	58,77	+8,77
7	PAR 520 - 522	60,00	16	13,50	11,88	2,47	54,24	-5,76
8	PAR 523	15,00	11	14,10	12,27	1,97	27,82	+12,82
Summe		300,00	235				300,00	0,00
MW		37,50	29,375	9,32	13,65	2,29	37,50	0,00
SD		15,12		8,27	7,02	1,42	15,88	+7,71
1	PX 100	10,00	68	11,14	15,18	1,26	12,95	+2,95
2	PX 102	30,00	29	19,06	11,60	1,39	29,46	-0,54
3	PX 104	20,00	28	8,04	14,09	1,33	15,36	-4,64
4	PX 105	20,00	53	8,82	13,38	1,23	15,58	-4,42
5	PX 107	6,00	12	4,53	14,47	1,55	7,17	+1,17
6	PX 109	6,00	5	8,38	16,37	2,56	11,48	+5,48
Summe		92,00	195				92,00	0,00
MW		15,33	32,5	10,00	14,18	1,55	15,33	0,00
SD		9,61		4,92	1,62	0,51	7,57	+4,04

Abb. 26: Gemessene Daten und Berechnung des Leistungsbewertungsindex L_{50}: PAR/PX-Positionen

8 Schlußfolgerungen

Es war ein gesetztes Ziel dieser Forschungen, ein Instrumentarium zu entwickeln, das eine systematische Überprüfung der in den Gebührenordnungen bzw. Gebührenordnungsentwürfen für Zahnärzte enthaltenen Leistungen auf **gleichgewichtige Bewertung** erlaubt.

Eine gleichgewichtige Bewertung ist dann gewährleistet, wenn **einheitliche** Bewertungsmaßstäbe für alle Leistungen verwandt werden. Die einheitlichen Bewertungsmaßstäbe sollten wissenschaftlich fundiert sein, damit die Überprüfung systematisch und schlüssig vorgenommen werden kann. Das in diesen Untersuchungen verwandte Bezugssystem bildete die von den Zahnärzten persönlich erbrachte Leistung, welche in Anlehung an die Methoden **der Arbeitsbewertung durch Belastungs- und Beanspruchungsmessungen** ermittelt wurde. Aus diesem methodischen Ansatz heraus wurde ein Meßkonzept entwickelt, welches sich aus drei Meßsträngen zusammensetzt, nämlich

— Zeitdauer
— physische Beanspruchung
— psychomentale Beanspruchung.

Zur Messung der Zeitdauer und Pulswerte wurde ein neuartiges Meßinstrumentarium entwickelt. Aufgrund der Komplexität der Aufgabenstellung und der erforderlichen Feinheit der Auflösung wurde ein mikrocomputergesteuertes Meßsystem eingesetzt, welches in der Lage war, die anfallende Datenmenge zu verwalten. Ferner war ein Dialog zwischen Mensch und Gerät zu schaffen, der bezüglich Übersichtlichkeit und Zugriffszeit meßtechnisch befriedigen konnte. Beides ist mit dem gewählten Instrumentarium gelungen. Es zeigt gute Eigenschaften in bezug auf Exaktheit, Verarbeitungsgeschwindigkeit und Ausbaufähigkeit. Die Messung des geistig-mentalen Anforderungserlebens erfolgte entsprechend den anerkannten Regeln der psychometrischen Forschung; auch auf diesem Feld waren problemspezifische Neuentwicklungen notwendig.

Der methodische Ansatz, das Meßsystem und -instrumentarium haben sich während der Studien bewährt.

Die Ergebnisse der Erhebungen zeigten, daß in der Bema-Struktur von 1981 der Bereich der **Prothetik** in der Tendenz **zu hoch** (wenn auch **keineswegs** durchgängig!), der Bereich der **konservierenden** und **chirurgischen Leistungen** in der Tendenz **zu niedrig** (wiederum allerdings **keineswegs** durchgängig!) bewertet wurde. Entsprechende Auf- und Abwertungen wurden auf der Basis eines „Nullsummenspiels" vorgeschlagen. Da es sich hierbei allerdings um ein Nullsummenspiel auf der Ebene der Punktesumme handelt, ist die vorgeschlagene Lösung nicht kostenneutral. Dies wäre nur unter der Berücksichtigung der damaligen Abrechnungshäufigkeiten möglich gewesen, was jedoch auf Grund der nicht völligen Repräsentativität der untersuchten Leistungspositionen so nicht erstellbar war.

Die Bereiche Parodontologie und Prophylaxe wurden getrennt betrachtet. Die punktesummenneutrale Korrektur der durch die KZBV bzw. durch den BDZ vorgeschlagenen Bewertung der Positionen auf der Basis der ermittelten **beanspruchungsbezogenen Relationen** führte auch hier zu einer Aufwertung der Positionen mit der größten Diskrepanz zum Vorgabewert bei einer gleichzeitigen Abwertung der übrigen Positionen.

Der eingeschlagene Forschungsweg erlaubt einen systematischen und fundierten Einstieg in die Problematik von Bewertungs-Relationen in einem Gebührenordnungssystem. Aus methodischen und forschungsökonomischen Gründen wurden weitere Parameter in diesen empirisch ausgerichteten Untersuchungsansatz nicht einbezogen, die aber gleichwohl für eine zu erstellende Gebührenordnung letztendlich auch zu berücksichtigen sind:

a) **Gesundheitspolitische Faktoren**

Diese schließen beispielsweise Fragen der versorgungspolitischen Gewichtung von Leistungen zur zahnärztlichen Prävention — zu ihr gehören Prophylaxe, Früherkennung und -behandlung — und der Zahnerhaltung durch rechtzeitige Behandlung von erkrankten Zähnen und des Zahnhalteapparates ein.

b) **Medizinische Faktoren**

Verschiedene diagnostische, therapeutische und rehabilitative Maßnahmen auf dem Feld der zahnärztlichen Versorgung erfordern eine langjährige und zeitaufwendige Fortbildung oder auch Weiterbildung. Daneben sind auch juristische Haftungsrisiken zu berücksichtigen.

c) **Betriebswirtschaftliche Faktoren**

In einzelnen Leistungspositionen sind Aufwendungen wie Materialkosten impliziert, die nicht getrennt ausgewiesen werden. Diese Kosten können sich im Zeitverlauf erheblich verändern (z. B. Werkstoffe, Röntgenfilme etc.).

Diese, die ermittelten Bewertungsrelationen beeinflussenden Faktoren müssen bei weiteren Arbeiten zu einer problemgerechten Strukturierung der Bewertungen angemessen berücksichtigt werden.

9 Verzeichnis der Abbildungen

Abb. 1:	Konkretisierung des Forschungsziels	13
Abb. 2:	Meßplatzaufbau	20
Abb. 3:	Pulsfrequenz in Abhängigkeit von der Belastung	25
Abb. 4:	Die Entwicklung des Meßinstrumentes zur psychomentalen Belastung	30
Abb. 5:	Meßdesign	31
Abb. 6:	Von der Beanspruchung zum Leistungsbewertungsindex ..	33
Abb. 7a:	Für die Studie ausgewählte Leistungspositionen	36
Abb. 7b:	Für die Studie ausgewählte Leistungspositionen	37
Abb. 8:	Beobachtungshäufigkeiten für alle Positionen	38
Abb. 9:	Ablaufschema der Studie	39
Abb. 10:	Parodontologie	40
Abb. 11:	Prophylaxe	41
Abb. 12:	Beobachtungshäufigkeiten der PAR/PX-Positionen	42
Abb. 13:	Aufbau der Therapieschrittlisten	43
Abb. 14:	EDV-bezogene Codierungsschemata für Therapieschritte (konserv./chir. Pos.)	44
Abb. 15:	EDV-bezogene Codierungsschemata für Therapieschritte (konserv./chir. Pos.)	45
Abb. 16:	EDV-bezogene Codierungsschemata für Therapieschritte (konserv./chir. Pos.)	46
Abb. 17:	EDV-bezogene Codierungsschemata für Therapieschritte (konserv./chir. Pos.)	47

Abb. 18:	EDV-bezogene Codierungsschemata für Therapieschritte (konserv./chir. Pos.)	48
Abb. 19:	EDV-bezogene Codierungsschemata für Therapieschritte (PAR/PX-Pos.)	49
Abb. 20:	EDV-bezogene Codierungsschemata für Therapieschritte (PAR/PX-Pos.)	50
Abb. 21:	EDV-bezogene Codierungsschemata für Therapieschritte (PAR/PX-Pos.)	51
Abb. 22:	Auswahlverfahren der Zahnarztstichprobe	54
Abb. 23:	Einweisung Nettostichprobe	57
Abb. 24:	Ermittlung des Leistungsbewertungsindex L_{50}	61
Abb. 25:	Gemessene Daten und Berechnung des Leistungsbewertungsindex L_{50}: konservierende/chirurgische/prothetische Positionen	66
Abb. 26:	Gemessene Daten und Berechnung des Leistungsbewertungsindex L_{50}: PAR/PX-Positionen	67

Anhang:

Abb. A 27:	Darstellung der Häufigkeiten für alle Positionen	73
Abb. A 28:	Darstellung der Behandlungszeit für alle Positionen	74
Abb. A 29:	Darstellung des Arbeitspulses AP für alle Positionen	75
Abb. A 30:	Darstellung der subjektiven Beanspruchung für alle Positionen	76
Abb. A 31:	Darstellung der Häufigkeiten PAR/PX	77
Abb. A 32:	Darstellung der Behandlungszeit PAR/PX	78
Abb. A 33:	Darstellung des Arbeitspulses AP PAR/PX	79
Abb. A 34:	Darstellung der subjektiven Beanspruchung PAR/PX	80

10 Anhang

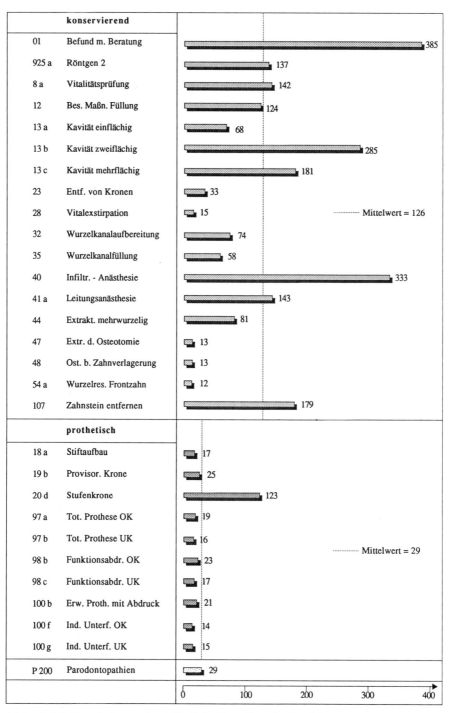

Abb. A 27: Darstellung der Häufigkeiten für alle Positionen

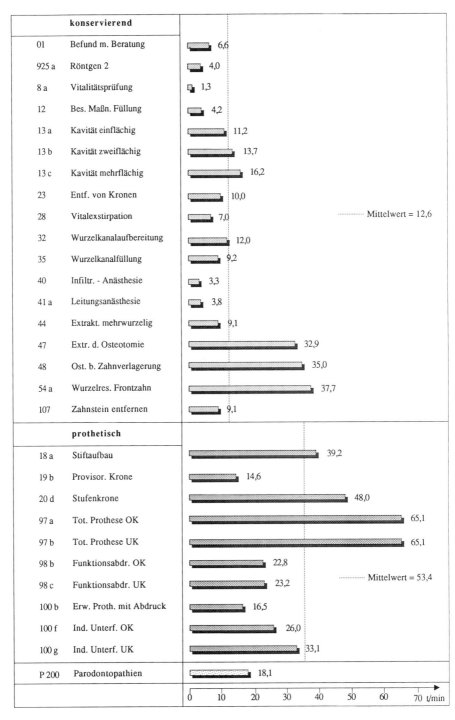

Abb. A 28: Darstellung der Behandlungszeit für alle Positionen

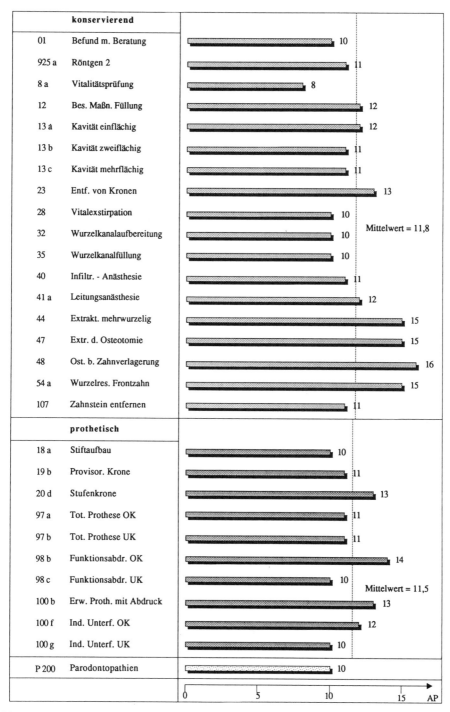

Abb. A 29: Darstellung des Arbeitspulses AP für alle Positionen

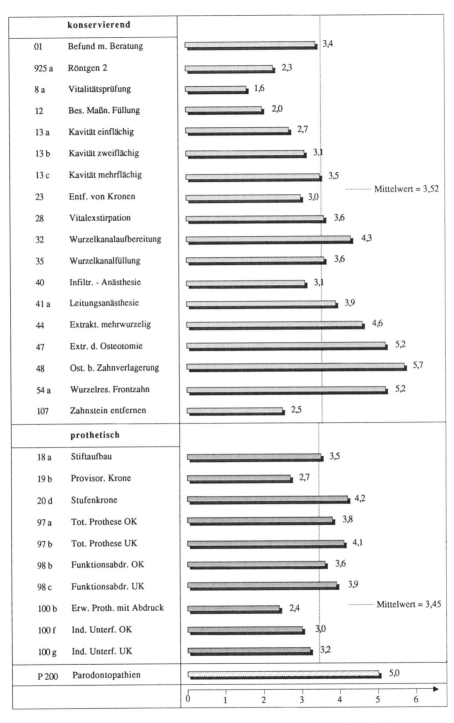

Abb. A 30: Darstellung der subjektiven Beanspruchung für alle Positionen

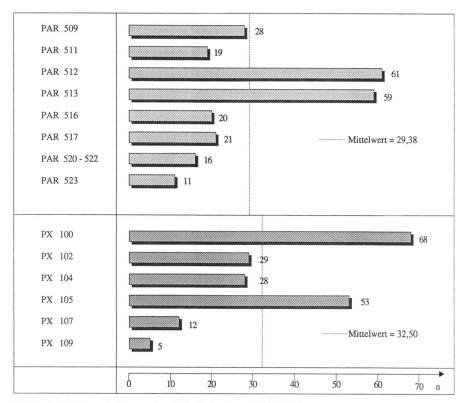

Abb. A31: Darstellung der Häufigkeiten PAR/PX

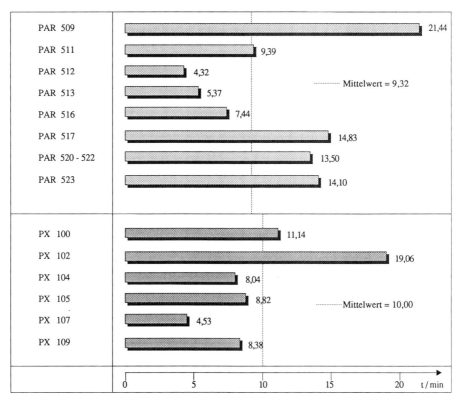

Abb. A32: Darstellung der Behandlungszeit PAR/PX

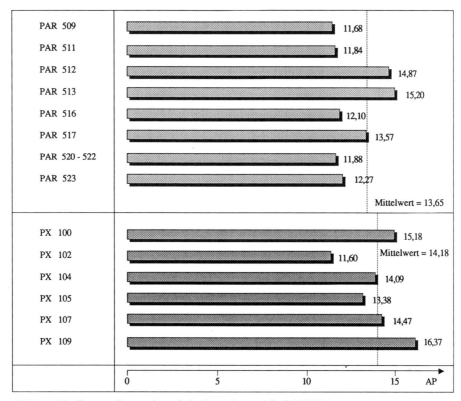

Abb. A33: Darstellung des Arbeitspulses AP PAR/PX

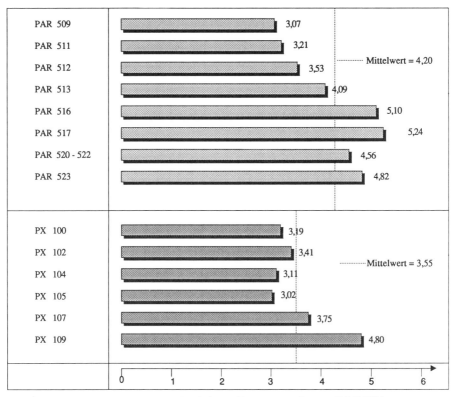

Abb. A 34: Darstellung der subjektiven Beanspruchung PAR/PX

11 Literaturverzeichnis

Atteslander, P.: Methoden der empirischen Sozialforschung, 4. Aufl. Berlin/New York, 1975

Augustiny, K.-F.: Beruflicher Streß und seine Bewältigungsformen — eine Untersuchung an Schweizer Zahnärzten, in: Schweiz. Mschr. Zahnheilk. (93), 1983, S. 786 – 803.

Bartenwerfer, H.: Herzrhythmik-Merkmale als Indikatoren psychischer Anspannung. In: Psychol. Beitr. 4, 1960, S. 7 – 25.

Bartenwerfer, H.: Über Art und Bedeutung der Beziehung zwischen Pulsfrequenz und skalierter psychischer Anspannung. Z. exp. & ang. Psychol. 10, 1963, S. 455 – 470.

Beutel, P. & W. Schubö: Statistikprogrammsystem für die Sozialwissenschaften, SPSS 9. Stuttgart/New York, 1983.

Bortz, J.: Lehrbuch der Statistik für Sozialwissenschaftler. Berlin u. a., 1977

Bortz, J.: Lehrbuch der empirischen Forschung für Sozialwissenschaftler. Berlin, 1984

Coombs, C. H., R. M. Dawes & A. Tversky: Mathematische Psychologie. Weinheim, 1975

Cooper, C. L., J. Watts & M. Kelly: Job satisfaction, mental health, and job stressors among general dental practitioners in the UK, in: British Dental Journal (24), 1987

Deelen, H. v. & H. Möller: Der Fragebogen zur subjektiven Arbeitsbeschreibung (SAB). Z. f. Arbeitswiss., 38, 1984, S. 1 – 7

Forschungsbericht Nr. 113 Gesundheitsforschung: Analyse der Bewertungsrelationen zahnärztlicher Gebührenordnung. Bundesminister für Arbeit und Sozialordnung (Hg.). Bonn 1984

Frieling, E. & Graf C. Hoyos: Fragebogen zur Arbeitsanalyse. Bern, 1978

Grosse, N.: Zeitmessungen der Positionen (Prophylaxe). In: Der Freie Zahnarzt, 1984, 8, S. 17 – 18

Herber, R.: Auf der Suche nach neuen Methoden zur Bewertung. In: Zahnärztliche Mitteilungen (ZM), 9, 1981, S. 542 – 545

Hettinger, Th.: Arbeitsphysiologische Meßmethoden. RKW-Reihe Arbeitsphysiologie/Arbeitspsychologie. Berlin/Frankfurt, 1970

Kaminsky, G.: Praktikum der Arbeitswissenschaft, München 1980

Klimmer, F. & J. Rutenfranz: Folgen mentaler und emotionaler Belastung, in: Praktische Arbeitsphysiologie, 1983

Kastenbauer, J.: Zahnarzt — ein Risikoberuf? Berufsbedingte physische und psychische Belastungsfaktoren. Berlin, 1987

Krankenhagen, H. J., M. Essmat, J. Hubrig, H. Möller, U. Richter, R. Herber & W. Micheelis: Analyse der Bewertungsrelationen zahnärztlicher Dienstleistungen. Pilotstudie. Berlin, 1983 (unveröff. Manuskript)

Landau, K., H. Luczak & W. Rohmert: Clusteranalytische Untersuchungen zum arbeitswissenschaftlichen Erhebungsbogen zur Tätigkeitsanalyse — AET. Z. f. Arbeitswiss., 30, 1976, 1, S. 31 – 39

Laurig, W.: Elektromyographie als arbeitswissenschaftliche Untersuchungsmethode zur Beurteilung von statischer Muskelarbeit. Schriftenreihe Arbeitswissenschaft — REFA. Diss. Darmstadt, 1970

Laurig, W., H. Luczak & L. Philipp: Ermittlung der Pulsfrequenzarrhythmie bei körperlicher Arbeit. Int. Z. ang. Psychol. 30, 1971, H. 1, S. 40–51

Lazarus, R. S.: Psychological Stress and the Coping Process. New York, 1966

Lazarus, R. S. & R. Launier: Streßbezogene Transaktionen zwischen Personen und Umwelt. In: Nitsch, J. R. (Hg.): Streß. Theorien, Untersuchungen, Maßnahmen. Berlin, 1981, S. 213–259

Lazarus, R. S. & R. Launier: Stress-related transactions between persons and environment. In: Pervin, L. A. & M. Lewis (eds.): Perspectives in interactional psychology. New York, 1987, S. 278–327

Legewie, H.: Indikatoren von Kreislauf, Atmung und Energieumsatz. In: Schönpflug, W.: Methoden der Aktivierungsforschung. Bern, Stuttgart, 1969, S. 158–194

Lehmann, G.: Energetik des arbeitenden Menschen. In: Baader, E. W.: Hb. d. gesamten Arbeitsmedizin, Bd I. Arbeitsphysiologie. Berlin, 1961, S. 66–121

Micheelis, W.: Merkmale zahnärztlicher Arbeitsbeanspruchung. Ergebnisse einer Fragebogenstudie. 2. Aufl., Köln, 1984

Micheelis, W., M. Essmat, D. Fink, R. Herber, H.-J. Krankenhagen & H. Möller: Analyse der Bewertungsrelationen zahnärztlicher Dienstleistungen. Hauptstudie. FZV, Köln, 1984 (unveröff. Manuskript)

Micheelis, W., M. Essmat, D. Fink, H.-J. Krankenhagen & H. Möller: Analyse der Bewertungsrelationen zahnärztlicher Dienstleistungen. Ergänzungsstudie. FZV, Köln, 1984 (unveröff. Manuskript)

Micheelis, W.: Mundgesundheitsberatung: Wie stark ist der Zahnarzt beansprucht? Zahnärztl. Mitt. 18/1986, S. 1750–53

Micheelis, W.: Streß und Arbeitsbeanspruchung im zahnärztlichen Tätigkeitsfeld. In: Kerschbaum, T. & H.-P. Reckort: ZM-Fortbildung für den praktischen Zahnarzt, Band 3. Köln-Lövenich, 1986, S. 213–220

Micheelis, W., M. Essmat, D. Fink, H.-J. Krankenhagen, G. Rennenberg & J. K. Triebe: Analyse der Bewertungsrelationen zahnärztlicher Dienstleistungen — Parodontologie/Individualprophylaxe. IDZ, Köln, 1987 (unveröff. Manuskript)

Moore, C. A. & W. R. Liggett: The inferior alveolar block. Effect on the dentist's heart rate. In: General dentistry, 9–10/1983, S. 386–388

Nie, N. H., C. H. Hull: Statistical Package for the Social Sciences. SPSS. New York, 1975

Nitsch, J. R. (Hg.): Stress. Bern, 1981

Plath, H. E.: Zur Methodik der Indikatoren von Wirkungen vorwiegend geistiger Arbeit durch die Veränderung der Flimmerverschmelzungsfrequenz (FVF). In: Hacker, W. u. a.: Arbeitsphysiologie und wissenschaftlich-technische Revolution. Berlin, 1969, S. .295–300

Rohmert, W. & J. Rutenfranz: Praktische Arbeitsphysiologie, 3. Aufl. Stuttgart, 1983

Rohmert, W.: Das Belastungs-Beanspruchungs-Konzept. Z. f. Arbeitswiss., 38, (10NF), 1984/4, S. 193–200

Rohmert, W., J. Mainzer & P. Zipp: Der Zahnarzt im Blickfeld der Ergonomie. Eine Analyse zahnärztlicher Arbeitshaltungen. IDZ (Hg.), Materialienreihe, Band 4, 2. Aufl., Köln, 1988

Rohrmann, B.: Empirische Studien zur Entwicklung von Antwortskalen für die sozialwissenschaftliche Forschung. Z. f. Sozialpsychologie, 9, 1978, S. 222–245

Schnauber, H.: Arbeitswissenschaft, Braunschweig, Wiesbaden 1979, S. 365 ff.

Schön, F. & K. Kimmel: Ergonomie in der zahnärztlichen Praxis. Ein Wegweiser für den praktischen Zahnarzt. 2. überarb. Auflage, Berlin, 1972

Schuchard-Fischer, C., K. Backhaus, B. Erichson, W. Plinke & R. Weiber: Multivariate Analysemethoden. Berlin, 1980

Semmer, N.: Streßbezogene Tätigkeitsanalyse. Psychologische Untersuchungen zur Analyse von Streß am Arbeitsplatz. Weinheim, 1972

Strasse, H.: Arbeitswissenschaftliche Methoden der Beanspruchungsermittlung. Stuttgart, 1982

Wasilewsky, R., G. Keil, A. Gleisberg, J. Passenberger & H.-J. Hampp: Analyse der Bewertungsrelationen tierärztlicher Leistungen als Grundlage für eine Revision des Gebührenverzeichnisses der Gebührenordnung für Tierärzte. In: Forschung über freie Berufe, Jahrb. 1982, S. 117–128

Wenzel, H. G.: Einfluß der Arbeitsumwelt auf die menschliche Leistung — Klima. In: Schmidtke, H.: Ergonomie II, Gestaltung von Arbeitsplatz und Arbeitsumwelt. München/Wien, 1974, S. 146–163

Weyer, G., V. Hodapp & S. Neuhäuser: Weiterentwicklung von Fragebogenskalen zur Erfassung der subjektiven Belastung und Unzufriedenheit im beruflichen Bereich (SBUS-B). Psych. Beitr., 22, 1980, S. 335–355

Woitowitz, H.-J., G. Schäcke, R. Woitowitz & H. Eichinger: Die Untersuchung von Herzschlagfrequenz und Elektrokardiogramm während der Arbeitsschicht mit Hilfe von Radiotelemetrie oder Magnetbandspeicherung. Ärztl. Forschung 24, 2, 1970, S. 46–58

Zahnärztliche Mitteilungen 19–24/1980 und 1–5/1981 (Sonderdruck)

Zahnärztliche Mitteilungen 13/1983

Veröffentlichungen des Instituts der Deutschen Zahnärzte

Stand: Mai 1990

(Die Auflistung schließt die Veröffentlichungen des Forschungsinstituts für die zahnärztliche Versorgung/FZV ein, das seit dem 1. Januar 1987 in das Institut der Deutschen Zahnärzte eingegangen ist.)

Institut der Deutschen Zahnärzte

Materialienreihe

Amalgam — Pro und Contra, Gutachten — Referate — Statements — Diskussion. Wissenschaftliche Bearbeitung und Kommentierung von G. Knolle, IDZ-Materialienreihe Bd. 1, 2. erw. Aufl., ISBN 3-7691-7810-6, Deutscher Ärzte-Verlag, 1988, 1990

Parodontalgesundheit der Hamburger Bevölkerung — Epidemiologische Ergebnisse einer CPITN-Untersuchung. G. Ahrens/J. Bauch/K.-A. Bublitz/I. Neuhaus, IDZ Materialienreihe Bd. 2, ISBN 3-7691-7812-2, Deutscher Ärzte-Verlag, 1988

Zahnarzt und Praxiscomputer — Ergebnisse einer empirischen Erhebung. S. Becker/F.W. Wilker, unter Mitarbeit von W. Micheelis, IDZ Materialienreihe Bd. 3, ISBN 3-7691-7813-0, Deutscher Ärzte-Verlag, 1988

Der Zahnarzt im Blickfeld der Ergonomie — Eine Analyse zahnärztlicher Arbeitshaltungen. W. Rohmert/J. Mainzer/P. Zipp, 2. unveränderte Auflage, IDZ Materialienreihe Bd. 4, ISBN 3-7691-7814-9, Deutscher Ärzte-Verlag, 1988

Möglichkeiten und Auswirkungen der Förderung der Zahnprophylaxe und Zahnerhaltung durch Bonussysteme. M. Schneider, IDZ Materialienreihe Bd. 5, ISBN 3-7691-7815-7, Deutscher Ärzte-Verlag, 1988

Mundgesundheitsberatung in der Zahnarztpraxis. Th. Schneller/D. Mittermeier/D. Schulte am Hülse/W. Micheelis, IDZ Materialienreihe Bd. 6, ISBN 3-7691-7817-3, Deutscher Ärzte-Verlag, 1990

Aspekte zahnärztlicher Leistungsbewertung aus arbeitswissenschaftlicher Sicht. M. Essmat/W. Micheelis/G. Rennenberg, IDZ Materialienreihe Bd. 7, ISBN 3-7691-7819-X, Deutscher Ärzte-Verlag, 1990

Broschürenreihe

Zur medizinischen Bedeutung der zahnärztlichen Therapie mit festsitzendem Zahnersatz (Kronen und Brücken) im Rahmen der Versorgung. Th. Kerschbaum, IDZ Broschürenreihe Bd. 1, ISBN 3-7691-7816-5, Deutscher Ärzte-Verlag, 1988

Zum Stand der EDV-Anwendung in der Zahnarztpraxis — Ergebnisse eines Symposions. IDZ-Broschürenreihe Bd 2, ISBN 3-7691-7818-1, Deutscher Ärzte-Verlag, 1989

Sonderpublikation

Dringliche Mundgesundheitsprobleme der Bevölkerung in der Bundesrepublik Deutschland — Zahlen, Fakten, Perspektiven. W. Micheelis, P. J. Müller. ISBN 3-924474-00-1, Selbstverlag, 1990. Überarbeiteter Auszug aus: „Dringliche Gesundheitsprobleme der Bevölkerung in der Bundesrepublik Deutschland. Zahlen, Fakten, Perspektiven" von Weber, I., Abel, M., Altenhofen, L., Bächer, K., Berghof, B., Bergmann, K., Flatten, G., Klein, D., Micheelis, W. und Müller, P. J. Nomos-Verlagsgesellschaft, Baden-Baden, 1990 (im Druck)

Forschungsinstitut für die zahnärztliche Versorgung

Materialienreihe

Werkstoffe in der zahnärztlichen Versorgung — 1. Goldalternativen. FZV „Materialien" Bd. 1, ISBN 3-7691-7800-9, Deutscher Ärzte-Verlag, 1980

Eigenverantwortung in der gesetzlichen Krankenversicherung. FZV „Materialien" Bd. 2, Selbstverlag 1980*

Zur Frage der Nebenwirkung bei der Versorgung kariöser Zähne mit Amalgam. FZV „Materialien" Bd. 3, Selbstverlag, 1982*

Direktbeteiligung im Gesundheitswesen — Steuerungswirkungen des Selbstbehalts bei ambulanten medizinischen Leistungen und beim Zahnarzt. E. Knappe/W. Fritz, FZV „Materialien" Bd. 4, ISBN 3-7691-7803-3, Deutscher Ärzte-Verlag, 1984

100 Jahre Krankenversicherung — Standortbestimmung und Weiterentwicklung des Kassenarztrechts. FZV „Materialien" Bd. 5, ISBN 3-8765-2367-2, Quintessenz Verlag, 1984

Strukturdaten zahnärztlicher Praxen. P. L. Reichertz/K. Walther, FZV „Materialien" Bd. 6, ISBN 3-7691-7807-6, Deutscher Ärzte-Verlag, 1986

Psychologische Aspekte bei der zahnprothetischen Versorgung — Eine Untersuchung zum Compliance-Verhalten von Prothesenträgern. Th. Schneller/R. Bauer/W. Micheelis, FZV „Materialien" Bd. 7, ISBN 3-7691-7608-4, Deutscher Ärzte-Verlag, 1986

Broschürenreihe

System der zahnärztlichen Versorgung in der Bundesrepublik Deutschland. B. Tiemann/R. Herber, FZV „Broschüre" 1, ISBN 3-7691-7801-7, Deutscher Ärzte-Verlag, 1980

Kostenexplosion im Gesundheitswesen — Folge eines fehlerhaften Steuerungsmechanismus? J.-M. Graf von der Schulenburg, FZV „Broschüre" 2, ISBN 3-7691-7802-5, Deutscher Ärzte-Verlag, 1981

Merkmale zahnärztlicher Arbeitsbeanspruchung — Ergebnisse einer Fragenbogenstudie. W. Micheelis, FZV „Broschüre" 3, 2., unveränderte Auflage, ISBN 3-7691-7804-1, Deutscher Ärzte-Verlag, 1984

Datenschutz im Gesundheitswesen — Modellversuch zur Erhöhung der Leistungs- und Kostentransparenz. FZV „Broschüre" 4, ISBN 3-7691-7805-X, Deutscher Ärzte-Verlag, 1985

Zukunftsperspektiven der zahnärztlichen Versorgung. FZV „Broschüre" 5, ISBN 3-7691-7811-4, Deutscher Ärzte-Verlag, 1986

Wissenschaftliche Reihe

Medizinische und technologische Aspekte dentaler Alternativlegierungen. C.L. Davidson/H. Weber/H. Gründler/F. Sperner/H.W. Gundlach/P. Dorsch/ H. Schwickerath/K. Eichner/G. Forck/R. Kees, FZV „Wissenschaftliche Reihe" Bd. 1, ISBN 3-8765-2366-4, Quintessenz Verlag, 1983

Übersicht über die Dental-Edelmetallegierungen und Dental-Nichtedelmetallegierungen in der Bundesrepublik Deutschland. Hg. FZV, Deutscher Ärzte-Verlag, 1986*

*Die Publikationen des Institutes sind im Fachbuchhandel erhältlich. Die mit * gekennzeichneten Bände sind direkt über das IDZ zu beziehen.*

Broschürenreihe

System der zahnärztlichen Versorgung in der Bundesrepublik Deutschland. B. Tiemann/R. Herber, FZV „Broschüre" 1, ISBN 3-7691-7801-7, Deutscher Ärzte-Verlag, 1980

Kostenexplosion im Gesundheitswesen — Folge eines fehlerhaften Steuerungsmechanismus? J.-M. Graf von der Schulenburg, FZV „Broschüre" 2, ISBN 3-7691-7802-5, Deutscher Ärzte-Verlag, 1981

Merkmale zahnärztlicher Arbeitsbeanspruchung — Ergebnisse einer Fragenbogenstudie. W. Micheelis, FZV „Broschüre" 3, 2., unveränderte Auflage, ISBN 3-7691-7804-1, Deutscher Ärzte-Verlag, 1984

Datenschutz im Gesundheitswesen — Modellversuch zur Erhöhung der Leistungs- und Kostentransparenz. FZV „Broschüre" 4, ISBN 3-7691-7805-X, Deutscher Ärzte-Verlag, 1985

Zukunftsperspektiven der zahnärztlichen Versorgung. FZV „Broschüre" 5, ISBN 3-7691-7811-4, Deutscher Ärzte-Verlag, 1986

Wissenschaftliche Reihe

Medizinische und technologische Aspekte dentaler Alternativlegierungen. C. L. Davidson/H. Weber/H. Gründler/F. Sperner/H. W. Gundlach/P. Dorsch/ H. Schwickerath/K. Eichner/G. Forck/R. Kees, FZV „Wissenschaftliche Reihe" Bd. 1, ISBN 3-8765-2366-4, Quintessenz Verlag, 1983

Übersicht über die Dental-Edelmetallegierungen und Dental-Nichtedelmetallegierungen in der Bundesrepublik Deutschland. Hg. FZV, Deutscher Ärzte-Verlag, 1986*

*Die Publikationen des Institutes sind im Fachbuchhandel erhältlich. Die mit * gekennzeichneten Bände sind direkt über das IDZ zu beziehen.*